Viagens a terras inimagináveis

Dasha Kiper

Viagens a terras inimagináveis

Histórias sobre demência, cuidadores
e os mecanismos da mente

tradução
Maria Cecilia Brandi

todavia

Para meus pais, Masha (Mariya) e Alex Kiper

Apresentação, por Norman Doidge 9

Prefácio 17

1. Borges no Bronx 33
2. "A filha fraca" 51
3. A cegueira diante da demência 67
4. Tchékhov e o intérprete do lado esquerdo do cérebro 82
5. O CEO insistente e persistente 98
6. Quando todo dia é domingo 113
7. Meu jantar com Stefan Zweig 124
8. O cérebro por trás de tudo 135
9. Ah, humanidade 153
10. Quando a coisa certa é a coisa errada 164
11. A garota das palavras 179

Epílogo 199

Agradecimentos 205
Notas 209
Índice 239

Apresentação

Norman Doidge*

Viagens a terras inimagináveis é uma raridade: uma verdadeira biblioterapia. Lúcido, maduro, sábio e sem qualquer desperdício de palavras, o livro não só aprofunda o nosso entendimento sobre o que ocorre quando cuidamos de um ente querido com Alzheimer, mas também tem o potencial de ser vigorosamente terapêutico, oferecendo o tipo de apoio e de reorientação essenciais para os milhões de pessoas que lutam com a longa, e muitas vezes agonizante, despedida de pessoas próximas acometidas pela tão temida doença. O livro se baseia em um insight profundo: o conceito de "cegueira diante da demência", que identifica um problema singular no cuidado de pessoas com distúrbios demenciais — um problema que costuma passar despercebido, mas que, uma vez compreendido, pode fazer uma grande diferença para muitos cuidadores.**

Escrita de forma elegante e acessível, esta obra é repleta de conversas francas, vivas e esclarecedoras — entre a autora, Dasha Kiper, e cuidadores —, que investigam os modos como os

---

* Médico psiquiatra e psicanalista, autor de *O cérebro que se transforma* e de *O cérebro que cura*. [N.E.] ** A palavra-chave deste livro é *caregiver*, que, em inglês, não tem marca de gênero. Vale frisar que, em português, frequentemente as palavras "cuidador" ou "cuidadores" foram usadas apenas com intuito abreviativo, para não repetir várias vezes "cuidador e cuidadora" ou "cuidadores e cuidadoras". Além disso, o termo, no livro, se refere frequentemente aos familiares responsáveis por cuidar das pessoas com demência, quer contem com o auxílio de cuidadores profissionais, quer não. [N.T.]

cuidadores ficam presos a padrões dos quais é difícil escapar. Essas conversas — todas oriundas de encontros clínicos reais — se apoiam na respectiva ciência cerebral e são entremeadas a observações oportunas extraídas da grande literatura (Borges, Kafka, Tchékhov, Melville, Sartre, Beckett), que elucidam os enigmas que a doença apresenta. O tema pode ser pesado, mas a autora escreve com grande sensibilidade e um toque de leveza.

Este é um livro extremamente necessário, por várias razões. Até o momento, nenhum dos medicamentos convencionais para distúrbios de demência é capaz de reverter o declínio cognitivo, eles conseguem apenas aliviar os sintomas por alguns meses. A respeito do tratamento de pessoas com Alzheimer, todas as promessas da ciência médica, e o frequente estardalhaço sobre uma solução mágica e exclusiva que vai curar a doença, entram em conflito com a medicina do mundo real. Na verdade, está ficando cada vez mais evidente que a hipótese amiloide, na qual essas afirmações são baseadas — a ideia de que o Alzheimer não é nada além do acúmulo de placas no cérebro — é terrivelmente inadequada para explicar a doença.

Enquanto isso, cabe aos familiares e amigos, quando possível, cuidar de seus entes queridos durante a maior parte do seu declínio cognitivo e físico. E ainda assim é muito escassa a atenção clínica voltada para os próprios cuidadores. Como podemos ajudá-los ao longo de um processo que é profundamente difícil, ou até traumático? Lembremos que, além das dificuldades de oferecer cuidados dia após dia, os cuidadores muitas vezes sofrem do que pode ser melhor definido como "luto antecipatório", à medida que aspectos familiares de seus entes queridos vão desaparecendo. E isso pode ser agravado pelo medo, de integrantes da família, de que possam herdar a doença que está se desenvolvendo diante deles.

O principal insight de Kiper diz respeito a uma dinâmica contraintuitiva que se dá com frequência entre pacientes e cuidadores — uma dinâmica que tem escapado a muita gente, provavelmente porque exige que a pessoa certa imerja numa situação que quase todo mundo prefere evitar. Kiper é uma das poucas de um pequeno quadro de profissionais que transformaram cuidar de cuidadores na sua vocação. Ela é também uma escritora com a mente aguçadíssima, combinando o tato terapêutico com uma honestidade brutal, não só em relação ao processo de cuidar, mas também aos seus próprios erros, com os quais não para de aprender.

O Alzheimer se manifesta de diferentes formas e segue um curso diferente em cada pessoa, dependendo, em parte, do lugar do cérebro do paciente onde o processo começa. Dito isso, observa-se com frequência que o Alzheimer prejudica a memória de curto prazo, leva a outras deficiências, envolve bastante negação e, por fim, faz com que muitas vítimas gradativamente "percam a cabeça".

A genialidade deste livro é mostrar com mais precisão o processo de resistência a essas perdas à medida que ele se desenrola *entre* paciente e cuidador, afetando não só um deles, e sim ambos. Aprender sobre esse processo é surpreendentemente útil — não curativo, mas útil.

Viagens a terras inimagináveis esclarece por que nós, cuidadores, muitas vezes nos comportamos como Sísifo, da mitologia grega, eternamente condenado a empurrar uma enorme pedra montanha acima, para em seguida vê-la rolar até chegar lá embaixo outra vez. De forma semelhante, nos vemos repetindo os mesmos erros, pedindo as mesmas coisas e sendo arrastados para as mesmas lutas por poder, discussões sem sentido e ambivalências irritantes ao cuidarmos dos nossos pacientes. Isso se dá em parte porque os pacientes com Alzheimer parecem incapazes de aprender com seus erros. Mas também porque, por mais estranho que pareça, os cuidadores vivem esse mesmo problema. Num estranho espelhamento, somos atraídos para um processo paralelo às nossas tarefas, esquecendo o que aconteceu ontem, repetindo o que não funcionou da vez anterior, tornando-nos cada vez mais propensos à agitação e à impaciência, mesmo estando comprometidos com uma prova de devoção que leva o amor ao seu limite.

Por que isso acontece? Exatamente porque, como Kiper nos mostra, o cérebro saudável evoluiu para, de forma automática, atribuir às outras pessoas a existência de um "eu" que se mantém ao longo do tempo, hábil para fazer autorreflexões e capaz de aprender e absorver novas informações. Essa atribuição é a posição inconsciente default do cérebro, ou a tendência cognitivo-emocional, e ela não desaparece de repente quando nos tornamos cuidadores de pessoas cujos cérebros começam a fraquejar. É a projeção invisível na qual cada encontro humano começa, uma projeção que está implícita em cada uma das nossas conversas e até mesmo na própria estrutura da linguagem humana.

Quando dizemos "você", supomos que estamos falando com outro "eu", uma essência, ou talvez um processo, que de algum modo persiste ao longo do tempo. Mas esse eu — e a continuidade que ele implica — depende de que haja capacidade de memória para costurar nossos diferentes estados mentais. Essa mesma capacidade contribui para a habilidade de autorrefletir, que é um componente-chave da consciência humana. O Alzheimer e os distúrbios de demência similares, silenciosamente, despojam as suas vítimas da infraestrutura cognitiva que ajuda a construir esse eu.

A "perda do eu" descrita na literatura sobre o Alzheimer pode acontecer lentamente — por mais de uma década em alguns casos — e pode ser furtiva o suficiente para que nem a vítima (e este é o ponto-chave) *nem* o cuidador compreendam toda a sua extensão. A despeito do Alzheimer, a pessoa continua diante de nós, na sua figura e aparência usuais, exibindo as mesmas expressões, trazendo a mesma música na sua voz, evocando em nós milhares de memórias familiares e associações emocionais. Há dias melhores e dias piores, e às vezes o antigo eu parece retornar, com sua força de vontade intacta — um simulacro viável de quem aquela pessoa era antes. Claramente, há uma pessoa ali.

No entanto, à medida que a doença avança, podemos passar a ver apenas a casca ou a concha do eu que uma vez conhecemos. Mas essa nova compreensão não nos impede de projetar um eu contínuo, porque, como Kiper explica, essa é a posição default do cérebro — ou seja, não podemos deixar de ver o que antes existia ali. Esse insight brilhante é o ponto de partida para o território, até então difícil de imaginar, que ela continua a descrever.

Muitas vezes dizemos das pessoas presas nessa situação — que sabem que o eu daquele de quem cuidam foi diminuído, mas continuam a vê-lo como se estivesse inteiro — que estão "em negação", como se se tratasse apenas de um mecanismo de defesa em ação. Porém, essa é uma aplicação incorreta do valioso termo "negação". Sim, pode haver negação, e Kiper também a menciona. Mas aqueles que são pegos no emaranhado sisifiano não estão simplesmente negando que os seus entes queridos estão doentes — afinal de contas, eles é que estão aceitando a debilidade e tentando ajudar. Embora possa acompanhar a negação ou até reforçá-la, a cegueira diante da demência não é só o mecanismo de defesa de uma mente estressada; ela é, como mostra Kiper, resultado de como a mente saudável costuma funcionar. Essa é uma das razões por que a descoberta do conceito tem sido tão elusiva, e por que este livro pode ajudar tanto.

Até agora, fomos forçados a remendar subjetivamente nossa ideia do que é ter Alzheimer. Nunca tivemos um guia completo. Afinal, nunca houve o caso de alguém que tenha revertido o processo em seu estágio muito avançado (após o eu ter sido diminuído de maneira radical) e voltado para compartilhar como foi e como se relacionar melhor com pessoas in extremis. Portanto, sempre houve algo impreciso e necessariamente provisório no nosso uso de expressões assombrosas como "perda do eu". Ao mesmo tempo, tem havido também uma tendência de não se levar suficientemente a sério o que pode ser a segunda melhor forma de orientação: as observações em primeira mão de cuidadores profissionais. Isso porque com frequência eles são relegados aos níveis mais baixos da hierarquia da assistência médica, por um sistema e um zeitgeist que, muitas vezes, só admira e escuta aqueles que prometem "curas", pensando que nada menos do que isso vale a pena.

Dasha Kiper é uma observadora perspicaz que se mantém próxima do seu objeto de estudo. Mas, como às vezes acontece quando um observador é meticuloso ao descrever uma experiência específica, um insight mais amplo pode surgir. Embora Kiper não faça afirmações desse tipo, é absolutamente possível que a sua abordagem, que mostra como as tendências cognitivas tanto dos pacientes quanto dos cuidadores se interligam, possa ajudar a pensar sobre outros tipos de problemas cerebrais que afetam aspectos do eu e a sua continuidade com o passar do tempo.

Para citar um exemplo: a esquizofrenia. Quando foi diagnosticada pela primeira vez em 1883, era chamada de "demência precoce", porque os médicos acreditavam que o cérebro do paciente em questão estava deteriorando prematuramente. Entretanto, quando a maioria de nós pensa em esquizofrenia, tendemos a associar a doença aos seus sintomas mais proeminentes, como delírios e alucinações. Mas, na verdade, muitas vezes há outros sintomas menos proeminentes ou "turbulentos", como a perda cognitiva; daí o nome original. Assim como nos distúrbios de demência, tais alterações na infraestrutura do eu podem não ser detectadas pelo próprio paciente ou vistas com clareza pelo cuidador.

As pessoas que cuidam de quem sofre de esquizofrenia podem ter dificuldade em perceber o quanto a doença alterou seus entes queridos. Reitero que, em geral, isso é considerado negação. Mas, embora a negação possa estar presente, devemos nos perguntar, a partir dos insights de Kiper, se esse ponto cego em particular não resulta também do funcionamento da mente do cuidador, projetando sobre seus entes queridos, por default, a mesma experiência do eu que eles tinham antes do início da doença. Com isso não quero dizer que a esquizofrenia seja a mesma coisa que o Alzheimer. É claro que não é, e, felizmente, seu prognóstico e seu tratamento são melhores. Mas o insight de Kiper sobre as causas da cegueira diante da demência pode ser relevante, de uma forma diferente, para essa e outras condições neurológicas e psiquiátricas.

Para fins práticos, a consciência da cegueira diante da demência pode ajudar os cuidadores a contornar alguns bloqueios cognitivos, permitindo-lhes que sintam uma empatia mais saudável pela pessoa que sofre da doença e até mesmo que se livrem de envolvimentos improdutivos.

Usei a palavra "pessoa" aqui, em contraste com o "eu", porque, a meu ver, o principal objetivo deste livro é respeitar a dignidade da pessoa. Longe de usar a perspectiva da perda do eu como uma forma de desumanizar o paciente, *Viagens a terras inimagináveis* propõe uma abordagem mais humana do estado cognitivo do paciente, no qual a diminuição do eu pode ser disfarçada pelas próprias predisposições e intuições do cuidador.

Se pareço estar tendo dificuldades com o termo ("pessoa", "eu", "paciente") que melhor descreve as pessoas com grave declínio cognitivo, é porque o trabalho de Kiper abre um novo território para o qual ainda não temos vocabulário ou conceitos adequados — sejam eles psicológicos, neurológicos, legais ou coloquiais — que nos ajudem a pensar sobre aqueles que progressivamente evidenciam uma falta de continuidade do eu. Sem dúvida, essa ausência de vocabulário tornou difícil pensar nas implicações da cegueira diante da demência na sociedade como um todo. Mas, enquanto isso, mais importante do que achar a palavra certa é achar o guia certo, uma pessoa disposta e capaz de nos acolher (se não, de nos conduzir) nesse território muitas vezes inimaginável — alguém que conheça suas estranhezas e suas armadilhas.

Um sábio e antigo adágio médico, apropriado para a medicina do mundo real, é este: "Curar às vezes, aliviar bastante, confortar sempre". Acredito que este livro pode tanto aliviar como confortar, esclarecendo a relação cuidador-paciente para muitos cuidadores atormentados, confusos, cheios de culpa e excessivamente autocríticos. O Alzheimer, como qualquer outro tipo de doença grave, nos lembra da nossa própria mortalidade e ao mesmo tempo ativa muitos problemas não resolvidos com a pessoa de quem estamos cuidando. As observações psicologicamente astutas de Kiper aprofundam nosso entendimento sobre por que existem tantos encontros difíceis entre cuidadores e pacientes, por que eles nos causam dor e o que têm de benéfico que devemos guardar.

Isso me leva a um último ponto contraintuitivo. A experiência de leitura do livro de Dasha Kiper pode não ser exatamente o que se espera. Percorrer suas páginas não é só algo que nos aterra e comove, é algo até mesmo edificante, uma vez que encontramos pessoas encarando de frente algo que se apresenta e preocupa a muitos de nós. Kiper nos permite acompanhar os cuidadores enquanto eles lutam para aceitar, reconhecer, lidar com e, por fim, sobreviver à perda de alguém que amam. Repleto de insights e de preciosidades clínicas do início ao fim, este livro tem muito a nos ensinar sobre o cérebro, as nossas emoções e o eu. É um tesouro.

Prefácio

Quando eu tinha 25 anos, fui morar com um homem de 98. Eu não tinha planejado isso, não tinha certeza se queria isso e não sabia se seria capaz de fazer algum bem. Esse homem, que chamarei de sr. Kessler, não era um amigo ou um parente. Era um sobrevivente do Holocausto nos estágios iniciais da doença de Alzheimer, e fui contratada para cuidar dele. Embora tivesse formação em psicologia clínica, eu não era de forma alguma uma cuidadora profissional. Fui contratada porque Sam, o filho do sr. Kessler, achava que seu pai não deveria morar sozinho — não necessariamente porque ele fosse incapaz, mas porque podia precisar de alguma ajuda em casa.

Assim como muitas vítimas da doença de Alzheimer, o sr. Kessler não reconhecia a sua condição e seguia vivendo como se carregasse os fardos e dores normais do envelhecimento, em vez de uma doença irrevogável e debilitante. Se colocasse o sabão em pó no forno ou se esquecesse em qual andar morava, ele balançava a cabeça e suspirava: "*Mayn kop arbet nisht*" (Minha cabeça não funciona). Mas era um lamento, não um diagnóstico. E essa negação, tanto clínica como profundamente humana, levou o seu filho a também avaliar mal a doença.

Uma vez instalada no apartamento de dois quartos do sr. Kessler no Bronx, me tornei, como tantas cuidadoras, uma arquivista das obsessões de outra pessoa: "Onde estão minhas chaves?", "Você viu minha carteira?", "Que dia é hoje?", "Onde você mora?", "Onde moram seus pais?". Ele não fazia essas perguntas a cada dia do ano em que cuidei dele, fazia essas perguntas nove ou dez vezes por dia, todos os dias. E como ele sempre perguntava pela "primeira" vez, seu senso de urgência nunca diminuía e essa urgência também passou a ser minha. Eu queria ajudá-lo, mas não conseguia. Eu queria que ele fosse grato pelos meus esforços, mas *ele* não conseguia.

Um ano antes de me mudar, em 2009, eu estava no percurso acadêmico para terminar um doutorado em psicologia clínica, estudando patologia principalmente pelas lentes imparciais da análise quantitativa, com ênfase em depressão, transtorno de estresse pós-traumático (TEPT), complicações do luto e ansiedade. Embora em certos aspectos meus estudos fossem gratificantes, eu me sentia alheia às generalidades da pesquisa e ao estudo estéril e impessoal da doença. Entendia que os dados empíricos e os testes clínicos eram essenciais, mas também sabia que não ofereciam uma perspectiva completa sobre as doenças neurológicas, e logo fiquei desiludida com os dogmas e referenciais teóricos.

O que acabou me afastando da academia foi a mesma coisa que inicialmente me atraiu para ela: antes de ser uma aluna de psicologia clínica, eu era aluna do dr. Oliver Sacks. Nunca estive com o dr. Sacks, mas desde que peguei pela primeira vez *O homem que confundiu sua mulher com um chapéu*, na adolescência, internalizei sua voz, sua sensibilidade, seu quadro de referências. O que fez com que me apaixonasse pelo dr. Sacks foi o quanto ele se apaixonava pelos seus pacientes. Enquanto ele narrava suas histórias, integrando perfeitamente a neurologia com o estudo da identidade, era impossível separar suas observações clínicas da sua afeição. Talvez tenha sido por isso que adorei ele ter adotado o termo "ciência romântica" de seu amigo e mentor Alexander Luria, um neuropsicólogo soviético, para descrever seu trabalho.[1]

Embora o termo "ciência romântica" seja um aceno à tradição do século XVIII de incorporar detalhes pessoais ao estudo das doenças, seu uso também parecia adequado no sentido mais comum. O dr. Sacks ficava tão fortemente comovido e impressionado com a forma como os pacientes navegavam por seus mundos e construíam significado em suas vidas, tanto apesar quanto por causa de suas condições, que os estudos de caso dele pareciam não apenas explorações da consciência humana, mas também odes a seres humanos individuais. Então, quando me pediram para cuidar do sr. Kessler, vi isso como uma oportunidade de observar como uma pessoa luta para preservar seu sentido de identidade mesmo quando uma doença neurológica o está corroendo.

Algumas manhãs, o sr. Kessler sabia quem eu era; em outras, não. Alguns dias, se ressentia da minha presença; em outros, ficava feliz com a minha companhia. E alguns dias, como que repreendendo levemente a sua própria falta de memória, ele olhava para mim e murmurava: "Há quanto tempo estou assim?" ou "Por que não lembro?" ou "Não sei como você me aguenta". Embora essas oscilações entre a confusão e a autoconsciência sejam muitas vezes parte da doença, em geral elas não se refletem no discurso clínico. Em vez disso, há palavras como "insight" para designar o conhecimento que os pacientes, supostamente, têm sobre seus estados. Mas essas palavras, a meu ver, são ingenuamente binárias. Insight não é um interruptor que se liga ou desliga em alguém com demência. Na verdade, nenhuma descrição da consciência de um paciente pode capturar a natureza contraditória e complexa de uma mente sob coação, ou, aliás, de uma mente que tenta aliviar essa coação.

De sua parte, Oliver Sacks não gostava do termo "déficit", que dizia ser a "palavra favorita da neurologia".[2] Não gostava porque ela tende a reduzir o paciente a um sistema funcional que ou funciona ou não funciona. Assim como "insight", o termo desconsidera a ambiguidade. E o que é ao mesmo tempo comovente e perturbador em relação aos distúrbios de demência — que, como se pode presumir, têm tudo a ver com déficit: perda de memória, perda de atenção, perda de inibição, perda do juízo — é que antes de a perda ocorrer frequentemente há uma abundância — abundância de gritos, discussões, defesas, invenções e acusações. Indo mais direto ao ponto, há muitas vezes uma abundância do eu. Onde há perda, pode haver comportamentos compensatórios, momentos em que o cérebro não se rende à doença, mas se arma com aquelas faculdades ainda intactas, mobilizando todo o possível para compensar o que está se esvaindo.

Nos referimos a esse tipo de compensação como apoiar-se em nossa "reserva cognitiva",[3] algo ao mesmo tempo apropriado e irônico, tendo em conta o tumulto e o caos que esse recurso oculto cria para pacientes e cuidadores. Usando as redes que ainda funcionam, o cérebro tenta preservar o sentido de identidade da pessoa, permitindo que os pacientes discutam, encantem, convençam, inventem, acusem e persistam.* Tudo isso torna a linha entre patologia e resiliência cada vez mais turva. De fato, podemos dizer que é a reserva cognitiva do paciente, e não os distúrbios de demência, que inicialmente explica o comportamento que nos perturba.

Diferente do câncer ou da insuficiência cardíaca congestiva, as enfermidades do cérebro não demarcam fronteiras entre a doença e o paciente. Os pacientes, em "conluio" com o transtorno, tornam-se, como disse o dr. Sacks, "um casal de longa data... um único composto".[4] Nesse caso, quem exatamente é responsável por um comportamento estranho ou adverso? O homem que invadiu o meu quarto no meio da noite pedindo para eu procurar o seu passaporte foi também o homem que,

---

* Ao longo deste livro, uso "mente" e "cérebro" de forma intercambiável, mas prefiro "o cérebro" quando descrevo processos específicos e "a mente" quando falo da natureza humana de maneira geral. Essa escolha não endossa nenhum dos lados do complexo e acalorado debate sobre "mente-corpo". [N.A.]

dois minutos depois de eu encontrar o documento, me disse para ir embora porque não precisava de mim. O homem que passou horas me contando calmamente sobre a sua infância foi também o homem que disse ao seu filho que ele e eu nunca interagíamos e que preferia morar sozinho.

Quanto mais eu conhecia o sr. Kessler, mais o via como um ser "composto" cujas contradições não eram apenas um subproduto do declínio cognitivo, mas manifestações de um homem que queria as duas coisas: ser completamente independente e, ao mesmo tempo, receber atenção constante. E foi *esse* homem em conluio com a doença que me deixou desequilibrada. Ironicamente, a qualidade que eu admirava nos pacientes do dr. Sacks, "a preservação do eu",[5] estava, então, tornando o meu trabalho muito mais difícil.

À medida que o sr. Kessler oscilava entre me conhecer e não me conhecer, entre querer e rejeitar a minha companhia, entre comer alegremente as refeições que eu preparava e me acusar de tirar vantagem da sua hospitalidade, eu ficava dividida entre me sentir útil e me sentir uma intrusa. As suas oscilações começaram a abalar o meu próprio senso de desenraizamento existencial. Por que eu estava naquele lugar? O que eu estava fazendo? Estava fazendo algum bem? Isso foi para mim o primeiro indício de que pessoas com distúrbios demenciais ainda podem encontrar a sua parte mais vulnerável e cutucá-la até que você se sinta destroçado.

Certa noite, uns sete meses depois da minha chegada, o sr. Kessler, hesitando, subiu numa cadeira para trocar a bateria de um detector de fumaça. Quando adverti sobre o perigo e me ofereci para ajudar, ele respondeu com rispidez, como de costume, que era o patrão e não precisava de ajuda. Quase sempre, quando ele tentava consertar as coisas, eu o distraía. Mas dessa vez, por um minuto apenas, eu precisava que ele entendesse que existia uma coisa chamada realidade objetiva.

"Esqueça o alarme", eu disse com a voz firme. "É muito perigoso." Ele fez sinal para eu me afastar e pôs um pé na cadeira. Irritada com a sua presunção, senti uma vontade incomum de arrancá-lo de suas ilusões. Eu estava cansada daquele jogo, cansada de ser sua cúmplice na crença de que não havia nada de errado com ele, o que, ironicamente, facilitava o questionamento dele sobre a minha presença em sua casa. Então fiz o que os cuidadores não devem fazer: discuti. Tremendo de indignação, gritei que ele não fazia nada por conta própria, que sempre precisava da minha ajuda, que não tinha condições de viver sozinho.

Embora a minha explosão, aparentemente, não o tenha perturbado, e tenha sumido da sua memória em dez minutos, perturbou tanto a mim que, durante semanas, sucumbi à apatia. Continuei fazendo as minhas tarefas habituais — oferecendo ao sr. Kessler as frases que ele queria ouvir, incentivando-o a contar suas histórias, lembrando-lhe as pessoas que tinham telefonado naquele dia —, mas muitas vezes me sentia desesperançosa e entorpecida. Além disso, eu pensava que estava falhando, talvez não nos meus deveres, mas como ser humano. O que dizia sobre mim o fato de eu ter gritado com um homem de 99 anos que sofria de demência? Onde estava a "distância compassiva" que o dr. Sacks considerava indispensável para cuidar de pessoas neurologicamente debilitadas? O médico, é claro, podia se afastar dos pacientes no fim do dia e voltar para a sua casa no West Village para relaxar e recarregar. Eu, por outro lado, não tinha para onde ir. Mesmo assim, sentia que estava traindo o que aprendera com seus livros.

Era justo, então, que um dos seus livros me socorresse. Um dia, folheando *O homem que confundiu sua mulher com um chapéu*, fui impactada por um parágrafo que eu provavelmente já havia lido dezenas de vezes antes. Aparece no caso do "marinheiro perdido", que trata de um homem "simpático, inteligente e desmemoriado"[6] que vivia num lar de idosos em Nova York. "Jimmie G.", como o dr. Sacks o chamava, tinha a síndrome de Korsakoff, que o impedia de formar novas memórias. Por causa disso, ele pensava ter dezenove anos quando, na verdade, tinha 49. Talvez porque o contraste entre a autoimagem e a realidade de Jimmie R. fosse tão gritante, o dr. Sacks cedeu a um impulso repentino: segurou um espelho diante de seu rosto e disse para ele se ver. Jimmie G., naturalmente, ficou horrorizado e em pânico com o que viu. Percebendo no mesmo instante o seu erro, o dr. Sacks confortou Jimmie até ele esquecer o que o espelho tinha mostrado. Mas o dr. Sacks não esqueceu e nunca se perdoou pelo que fez.

Ao ler essa passagem, me senti grata a ele. Grata porque ele cometeu um erro e teve a dignidade de reconhecê-lo. Grata por ter nos dito que era um ser humano imperfeito que, por um momento, se comportou de maneira irracional. Por que pôs um espelho na cara de um paciente que não podia suportar a verdade? Até o dr. Sacks, ao que parece, sentia a mesma compulsão que muitos cuidadores sentem. Será que todo cuidador, mais cedo ou mais tarde, não segura um espelho diante do seu ente querido? Não é verdade que todos nós imploramos e tentamos convencer os pacientes do que é e o que não é real? Como qualquer cuidador, o dr. Sacks quis instintivamente consertar o seu paciente, torná-lo normal de novo. É a razão pela qual discutimos e, às vezes, gritamos com aqueles de quem cuidamos; queremos restabelecer uma realidade partilhada. Não é crueldade, e sim desespero que nos leva a confrontá-los com a verdade.

A minha perspectiva começou a mudar: "O marinheiro perdido" não era apenas sobre alguém que aguentava a "pressão contínua da anomalia e [da] contradição",[7] buscando a continuidade em vão enquanto estava "preso em um momento que não tem sentido e muda constantemente". Também era sobre o dr. Sacks e todos os cuidadores que se veem absortos naquele momento sem sentido junto com quem é cognitivamente debilitado.

A palavra "demência", do latim *de* (desprovido de ou fora de) + *mens* (mente), entrou no léxico inglês no final do século XVIII e originalmente denotava loucura ou insanidade. Quando a medicina, de modo tardio, começou a tratar dos distúrbios da mente assim como fazia com os do corpo, os sinais de confusão, senilidade e mudança de personalidade passaram a ser vistos por um viés somático, e, finalmente, no século passado, como questões neurológicas. O *Manual diagnóstico e estatístico de transtornos mentais*,[8] na sua quinta edição (DSM-5), aliás, desencorajou o uso do termo "demência", optando em vez dele por "distúrbios neurológicos". Essa mudança para a perspectiva biológica ajudou a desestigmatizar comportamentos antes considerados vergonhosos. Você ficaria bravo com alguém que tem câncer ou uma doença cardíaca?

Embora ainda seja comum dizer "demência" para identificar uma doença, o termo, na verdade, cobre apenas um conjunto de diferentes sintomas associados ao declínio cognitivo, como perda de memória, desequilíbrio emocional e dificuldades de discernimento, de planejar e de resolver problemas. A demência pode ser temporária e em alguns casos é causada por drogas, desidratação ou deficiência de alguma vitamina, mas distúrbios de demência como o Alzheimer, a demência por corpos de Lewy, a demência frontotemporal e a demência vascular são doenças e são irreversíveis.

Mais de 55 milhões de pessoas no mundo vivem com algum distúrbio de demência,[9] e a expectativa é de que até 2050 esse número quase triplique. A doença de Alzheimer é o tipo mais comum de demência, e nos Estados Unidos cerca de 6,5 milhões de pessoas[10] apresentam sintomas que variam do declínio cognitivo leve ao estágio mais grave de Alzheimer. Embora o envelhecimento seja o maior fator de risco, a demência não afeta só os idosos; demências de início precoce (em que os sintomas aparecem antes dos 65 anos) representam até 9% dos casos. O custo global do tratamento desses distúrbios é estimado em 1,3 trilhão de dólares por ano e chegará a mais do que o dobro disso nos próximos dez anos.

Tomando conta de pessoas afligidas pela demência nos Estados Unidos, há bem mais que 16 milhões de cuidadores (o número mundial é grande demais para arriscar um palpite), muitos deles familiares que anualmente prestam assistência não remunerada que corresponde ao valor de 16 bilhões de dólares. Talvez o mais significativo seja o espantoso custo, físico e psicológico,[11] para a própria saúde dos cuidadores como resultado dos cuidados que oferecem. Esses são os indivíduos que foram apelidados de "vítimas invisíveis" da doença. Porém, mesmo esse pequeno gesto de reconhecimento não reflete o significado verdadeiro, e mais sombrio, de "vítima".

Os distúrbios de demência, em muitos casos, criam um mundo tão fragmentado, distorcido, redundante e indiferente às regras normais de comportamento que, involuntariamente, os integrantes da família se tornam parte da loucura. Ainda assim, médicos e pesquisadores continuam a postular uma distinção clara entre a mente do cuidador e a do paciente, entre o normal e o anormal, quando, na verdade, o grande fardo dos cuidadores é, muitas vezes, o fato de que tal divisão não existe.* Filhos e cônjuges não só testemunham o declínio cognitivo de seus entes queridos, mas tornam-se parte dele,

---

* Uso o termo "paciente" como abreviação para não dizer "pessoa com demência". Tal uso não altera, de forma alguma, o status de qualquer pessoa que esteja sendo cuidada por alguém que não seja um profissional da saúde. Tampouco deve sugerir que a deficiência cognitiva define a individualidade de uma pessoa. [N.A.]

vivendo naquela realidade surreal e sombria todos os minutos de todos os dias.

Li bastante sobre distúrbios de demência durante e depois dos meus dias no Bronx. Li a literatura médica. Li as memórias de cuidadores descrevendo o custo emocional da doença. Analisei atentamente artigos acadêmicos sobre os problemas sociais, econômicos e logísticos que surgem quando esses distúrbios invadem um ambiente familiar. Consultei guias práticos que davam conselhos sobre como administrar, se comunicar e lidar de maneira eficaz com as pessoas afetadas pela doença. Mas por mais informativos e úteis que sejam esses livros, por mais que retratem com precisão os efeitos da doença, eu ainda sentia que faltava alguma coisa nessa conversa.

Embora esperemos comportamentos irracionais e lapsos de julgamento dos pacientes com Alzheimer, muitas vezes ficamos intrigados com o comportamento desconcertante dos próprios cuidadores, que frequentemente refletem a negação, a resistência, as distorções, a irracionalidade e os lapsos cognitivos das pessoas de quem estão cuidando. De fato, os cuidadores, embora reconheçam que seus pacientes estão doentes, se pegam agindo de formas que sabem que são contraproducentes: discutindo, culpando, insistindo na realidade e sentindo-se pessoalmente atingidos pelos sintomas. Como os cuidadores são "saudáveis", supomos que devem ser sensatos, e isso faz com que a incapacidade deles de aceitar ou de se habituar à doença pareça uma deficiência pessoal.

Tradicionalmente, os estudos de casos neurológicos têm se concentrado no cérebro "anormal" e nos seus efeitos sobre o paciente. Mas e as pessoas que são muito próximas do paciente? Será que as reações, as lutas, a desorientação *delas* em face da doença neurológica não podem, também, esclarecer o funcionamento da mente humana? A mente "normal", no fim, não é só uma página em branco, ou uma tábula rasa, como sugeriu John Locke. Agora sabemos que ela é repleta de instintos, impulsos, necessidades e intuições sobre nós mesmos e sobre os outros. São essas mesmas tendências cognitivas, como vou mostrar, que dificultam a compreensão e o enfrentamento da demência.

Quando a memória de alguém desaparece, quando a personalidade e o comportamento mudam, com quem estamos lidando? Quando uma doença neurológica afeta o cérebro, como as nossas expectativas em relação às pessoas mudam? Quando é correto tratá-las de maneira diferente? De repente, questões que costumam ser discutidas por filósofos e psicólogos — sobre identidade, livre-arbítrio, consciência, memória e conexão mente-corpo — entram na vida diária dos cuidadores.

E é isto que eu gostaria de explorar: como as inclinações cognitivas e as intuições filosóficas do cérebro saudável afetam o nosso entendimento e o tratamento das pessoas que já não podem cuidar de si mesmas. Meus estudos de caso, portanto, são sempre sobre duas pessoas — paciente e cuidador — que inadvertidamente colaboram na má interpretação da doença. Com base em pesquisas cognitivas e neurológicas, bem como em minha própria experiência, pretendo mostrar como tanto o paciente quanto o cuidador reagem ao dilema existencial criado pela demência. Afinal, é ao examinar como ambos lutam com a doença que flagramos um novo vislumbre dos mecanismos ocultos da mente.

Catorze meses depois de me mudar para o Bronx, deixei o sr. Kessler aos cuidados de assistentes em tempo integral oferecidos pelo município. Ainda incerta sobre a pós-graduação, voltei para Manhattan e estudei para me tornar coordenadora de grupo para aqueles que enfrentam as dificuldades emocionais de cuidar de familiares. Esses grupos oferecem um refúgio seguro onde cuidadores podem partilhar os seus pensamentos e as suas lutas, sabendo que serão compreendidos por pessoas que vivem situações semelhantes. Com o tempo, tornei-me a diretora clínica consultora dos grupos de apoio de uma organização dedicada ao Alzheimer, ficando responsável pelo treinamento e pela supervisão de coordenadores de grupo, enquanto ao mesmo tempo eu continuava liderando grupos diretamente.*

Quanto mais atuo nesse ramo e quanto mais aprendo com os cuidadores, mais estou convencida de que o cérebro "saudável" não evoluiu para se acostumar com os distúrbios de demência. Como uma cuidadora me apontou com precisão: "Ser cuidadora é como ser um antropólogo em Marte". Ela se referia ao famoso estudo de caso de Oliver Sacks, no qual uma mulher com autismo,[12] Temple Grandin, definiu-se como uma antropóloga, porque o que era fácil, até mesmo inconsciente, para outras pessoas, era estranho para ela. Ela tinha de estudar e aprender comportamentos que eram instintivos para os outros. Os cuidadores também se encontram em Marte, mas o problema deles é inverso. Os distúrbios de demência criam um ambiente no qual os nossos instintos sociais deixam de ser úteis — na verdade, são contraproducentes. Todos os mal-entendidos, as discussões e recriminações entre cuidadores e pacientes apontam para um problema que os nossos cérebros não estão equipados para resolver: as propensões e pressuposições inconscientes, com que sempre contamos, agora nos fazem sair dos trilhos.

Não é simples viver com uma pessoa que desrespeita descaradamente as regras do tempo, da ordem e da continuidade. Então, em vez de oferecer platitudes ou lições redentoras, procuro normalizar a negação, a raiva, a frustração e a impotência

---

* Para garantir o anonimato e a privacidade das pessoas com quem falei, troquei os nomes, os detalhes identificadores e, em alguns casos, as datas que aparecem nos estudos de caso a seguir. [N.A.]

dos cuidadores, explicando por que as falhas de comunicação ocorrem. Isso, espero, vai validar as suas dificuldades e remover o estigma de não estarem à altura de um ideal impossível.

Como os pacientes fazem o máximo de compensações que podem, os cuidadores testemunham não só a doença, mas também a resistência e a luta da pessoa contra a doença. Podemos supor que reconhecer a humanidade de um paciente nos torna melhores cuidadores, e claro que isso é verdade. Nunca devemos perder de vista o fato de que estamos lidando com seres humanos que têm pensamentos e sentimentos. Mas também é verdade que, em relacionamentos de longa data, reconhecer a humanidade de alguém com um distúrbio de demência embola os nossos sentimentos e torna difícil não levar os sintomas para o lado pessoal. Portanto, devemos aprender a entender não só o homem que confunde a sua esposa com um chapéu, mas também a esposa que tem que se acostumar com um marido que a confunde com um chapéu.

Hoje em dia, quando volto para casa caminhando à noite depois de ter estado com os cuidadores, fico pensando no que me disseram. Tento imaginar as suas vidas, os problemas que enfrentam e os ajustes que precisam fazer dia após dia e hora após hora. E me vem à mente a descrição feita pelo dr. Sacks dos pacientes que são "viajantes em terras inimagináveis — terras sobre as quais, de outro modo, não teríamos ideia ou concepção". E quero complementar: "Não nos esqueçamos dos cuidadores que têm de viajar com eles". Porque uma vez que você ouve as histórias que os cuidadores têm para contar, uma vez que aprende sobre os seus esforços, as suas aflições e a sua determinação em persistir, também pode vê-los — ou ver-se a si próprio — à mesma luz empática que o dr. Sacks lança sobre os seus pacientes: como figuras arquetípicas de fábulas clássicas, "heróis, vítimas, mártires, guerreiros".[13]

Viagens a terras inimagináveis

I.
Borges no Bronx

Por que não conseguimos lembrar que os
pacientes com Alzheimer esquecem

Um dia em 1887, um jovem sela seu cavalo e sai para cavalgar.[1]
Talvez o cavalo tenha tomado um susto ou tropeçado, e o jovem é arremessado ao chão. Ele perde a consciência e, quando a recupera, descobre que está paralítico, sem esperança. Ele vai embora para o seu modesto rancho no sudoeste do Uruguai, onde certa noite recebe a visita de um escritor que conhecia. O escritor vê que ele está deitado no catre, imerso na escuridão, fumando um cigarro e recitando com voz aguda as palavras de um tratado em latim. Depois de uma troca de gentilezas, o jovem, que se chama Ireneo Funes, menciona outro efeito de seu acidente. Parece que ele agora possui uma memória infalível. Tudo, desde a forma de um objeto até sua sombra, cada experiência e como ele se sente a respeito, é arquivado exatamente do modo como ocorreu. Ele não só pode recordar "cada folha de cada árvore de cada morro, mas ainda de cada uma das vezes em que a tinha percebido ou imaginado".[2] *Pode aprender qualquer idioma em questão de horas, reconstruir todos os seus sonhos, e de fato reconstruiu um dia inteiro, cada minuto turbulento. "Eu sozinho tenho mais lembranças que terão tido todos os homens desde que o mundo é mundo",*[3] *ele diz ao escritor.*

Os dois homens conversam a noite toda e, ao nascer do sol, o escritor, pela primeira vez, distingue o rosto de Funes. Ele parece "mais antigo que o Egito, anterior às profecias e às pirâmides".[4]
E de repente o escritor se dá conta do custo de ter uma memória

implacável, uma memória que nunca nos permite esquecer, uma memória que põe em dúvida a própria finalidade de lembrar.

Para chegar ao bairro do sr. Kessler no Bronx, vindo da Universidade Columbia, é preciso pegar o trem 1 para a rua 231 e depois um ônibus. A viagem leva cerca de quarenta minutos, tempo suficiente para eu me perguntar, na primeira viagem que fiz para o norte da cidade, se havia cometido um erro. Eu tinha mesmo abandonado a pós-graduação para cuidar de um homem de 98 anos? Disse a mim mesma que seria um arranjo temporário, alguém que ajudaria o sr. Kessler em casa até que seu filho, Sam, encontrasse uma solução mais definitiva. Mas conforme as semanas passavam e o equilíbrio do sr. Kessler era repetidamente abalado por confusões e explosões emocionais, fiquei cada vez mais envolvida na sua luta. Suas oscilações entre a lucidez e o aturdimento, às vezes em poucos minutos, me faziam questionar por que cuidadores como Sam acham tão difícil admitir, e mais ainda aceitar, a perda da memória profunda.

A relação de Sam com o pai tinha sido turbulenta desde que ele anunciara, aos 21 anos, que se tornaria músico profissional. Tinha arranjado um saxofone aos doze anos e descoberto que amava o som que ele produzia. Convenceu seu pai a comprar-lhe o instrumento e aprendeu a tocar ouvindo discos e andando com outros jovens músicos. O sr. Kessler não se importava com Sam "fazendo barulho" em casa, mas fazer música não era uma forma de ganhar a vida. Primeiro, Sam precisava arrumar um emprego, e depois tocar. Porém, Sam não tinha o menor interesse em empregos. Seu trabalho, ele dizia ao pai, era tocar sax tenor. "Que tipo de trabalho é esse?", o sr. Kessler retrucava. "Você precisa trabalhar em um escritório. Ser adulto. Adultos não dormem durante o dia nem passam a noite em claro."

Mas Sam ficava acordado quase todas as noites. Ele fazia parte de várias bandas, tocando em uma casa noturna após a outra, ganhando o mínimo necessário para sobreviver. Quando Sam tentava explicar o que o jazz significava para ele, o sr. Kessler balançava a cabeça e murmurava "Palavras, palavras". O que o preocupava era que a vida de Sam fosse desestruturada, sua carreira fosse incerta, e o fato de ele nunca ter se casado.

Sobrevivente do Holocausto, o sr. Kessler era uma curiosa mistura de convicção e vulnerabilidade, de inocência e obstinação. Ele se comportava como se soubesse de tudo, talvez porque tudo o que um dia conhecera lhe foi brutalmente arrancado. Talvez também por isso muitos sobreviventes tenham investido demais em seus filhos. Para eles, ter filhos era uma espécie de vindicação, uma forma de resistência contra os nazistas. Embora isso nunca tenha sido mencionado pelo sr. Kessler, talvez em parte explique por que ele queria, mais do que qualquer coisa, que Sam levasse o que o sr. Kessler considerava ser uma vida normal, uma vida que não pudesse ser virada de cabeça para baixo como fora a dele.

Foi essa preocupação opressiva, como um dia Sam confidenciou, que o levou a fazer faculdade em outro estado e mergulhar tão a fundo na música. Mas ele não pôde escapar. Não totalmente. A convicção do sr. Kessler de que Sam estava desperdiçando a vida era implacável. E ao mesmo tempo que Sam se sentia sobrecarregado pelas expectativas do pai, também queria sua aprovação. Embora detestasse lhe causar mais dor, também se ressentia por ser levado a sentir-se como uma decepção. Mas como poderia fazer seu pai entender isso? Um acreditava nas regras, o outro as questionava; um se confortava com clichês e convenções, o outro se sentia sufocado por eles. Como resultado, o sr. Kessler só conseguia demonstrar amor e preocupação recomendando cautela e criticando, enquanto Sam só conseguia se proteger indo contra a visão limitada de mundo de seu pai.

Tendo em conta a extensão da literatura especializada sobre o trabalho de cuidadores, é surpreendente quão pouca atenção se dá à maneira misteriosa como a demência muitas vezes leva adiante ou exacerba uma dinâmica de longa data. Por certo, um dos aspectos mais cruéis da doença — que os livros sobre demência relutam em mencionar — é que seus sintomas com frequência recapitulam um grande rol de comportamentos mutuamente irritantes. Embora tais livros advirtam devidamente os cuidadores de que devem esperar por teimosia, grude, postura defensiva, suspeita, ansiedade incessante, irracionalidade, contestação e flagrantes negações da realidade, eles veem esses comportamentos somente como sintomas de distúrbios demenciais, e não como estresses familiares. São sintomas, é claro, mas também podem representar problemas que sempre atormentaram uma relação familiar.

Para Sam, os comportamentos que o aborreciam quando seu pai tinha sessenta anos não o aborreciam menos agora que ele tinha quase cem. Sua pior afronta, aos olhos de Sam, era potencialmente a mais nociva: o novo hábito do sr. Kessler de mexer nas instalações elétricas e nas lâmpadas. Pelo menos uma vez por semana, calhava de eu ouvir uma versão do seguinte diálogo:

Sam: Para de tentar consertar a lâmpada do seu quarto. É perigoso.
Sr. Kessler: Eu nem encosto na lâmpada. Não sei o que você quer de mim.
Sam: Você bagunça com a lâmpada e com a fiação. Foi assim que cortou a mão.
Sr. Kessler: Eu nunca encosto nos fios. Em que fios eu encostei?
Sam: Não discuta comigo! Faça o que eu digo, só isso. É para o seu próprio bem.

Sr. Kessler: Quando é que eu discuto com você?

Sam: Você sempre discute comigo. Você sempre me arruma problema!

Sr. Kessler: Ninguém nunca disse que eu arrumo problema.

Sam: Você está me arrumando problema agora mesmo!

Sr. Kessler: Como? Como estou arrumando problema?

Sam: Você não me escuta. E se continuar discutindo e me contrariando, vou parar de te visitar.

Sr. Kessler: (*preocupado*) Eu prometo. Prometo que vou ouvir cem por cento do que você diz.

Sam: Está bem. Agora prometa que vai parar de mexer na lâmpada do quarto. Repita para si mesmo: "Eu não vou encostar na lâmpada!".

Sr. Kessler: (*indignado*) Eu nunca encosto na lâmpada. Que lâmpada?

Sam: Mas que droga, para de discutir comigo!

Sr. Kessler: Quando é que alguma vez eu discuti com você?

Cada vez que eu ouvia uma variante dessa discussão, era tomada por uma ânsia de proteger tanto o pai quanto o filho. A demência os estava punindo da mesma forma que, de parte a parte, eles sempre tinham se punido. E enquanto o sr. Kessler em seguida esquecia as discussões, elas se acumulavam na mente de Sam até que a frustração e a raiva que sentia transbordavam — assim como a culpa. E quando Sam se repreendia por perder a calma, eu sentia como se estivesse falhando com eles dois. Embora estivesse acostumada a me sentir impotente diante da aflição do sr. Kessler, pensava que, sem dúvida, eu poderia ajudar Sam.

Um dia, depois de outra briga feia, chamei Sam a um canto e mostrei-lhe fotografias do cérebro saudável e do cérebro com demência, com o hipocampo lastimavelmente reduzido à metade de seu tamanho normal. Olhando para as imagens coloridas, Sam ficou sombrio, como era de se esperar, impressionado com as áreas escurecidas do cérebro com demência. Ali estava uma prova incontestável de que seu pai não era mais a pessoa com quem Sam vinha brigando havia décadas. No entanto, apenas uma hora depois de ver as fotografias, ele e seu pai estavam gritando um com o outro de novo.

Foi uma lição para mim. Assim como eu tinha erroneamente considerado momentos íntimos com o sr. Kessler sinais de proximidade, confundira o momento de clareza de Sam com uma compreensão de longo prazo. Na verdade, cada vez que eu via um olhar sombrio de entendimento no rosto de Sam, ou o via pegando a mão do pai com carinho para compensar alguma palavra dura, sentia que ele havia, por fim, aceitado a situação. Mas invariavelmente o sr. Kessler fazia ou dizia algo que provocava outra explosão, e a mesma incredulidade voltava a surgir dentro de mim. Era como se minhas conversas com Sam sobre a condição de seu pai nunca tivessem acontecido. Todo dia parecia que partíamos do zero. Às vezes me perguntava: quem estava sofrendo mais com a perda de memória, Sam ou seu pai?

Porém, o erro era meu, não de Sam. Eu estava ignorando o que tantos profissionais da saúde mental também ignoram: os limites cognitivos do cérebro saudável. Claro, é natural definir a mente "saudável" em oposição à mente afetada, mas na realidade o que torna o ato de cuidar tão frustrante é que a diferença entre um cérebro que funciona normalmente e um cérebro debilitado nem sempre é clara: ambos podem causar os mesmos tipos de negações e distorções.

Em *The Seven Sins of Memory* [Os sete pecados da memória],[5] o psicólogo Daniel L. Schacter identifica os padrões pelos quais a memória erra. Alguns "pecados", como "predisposições", "má atribuição" e "sugestionabilidade" são responsáveis por distorcer as memórias. Outros, como "transitoriedade" e "distração", as enfraquecem. Embora em geral não tenhamos consciência de quando "pecamos", sabemos que às vezes esquecemos. Mas parece que estamos menos cientes, isso sim, das estratégias compensatórias que usamos para contrabalançar a perda de memória. Quando esquecemos, a mente não só joga a toalha; ela começa a trabalhar, criando narrativas para encobrir seus rastros. Isso pode levar a outros erros, porém, também nos dá algo mais importante: uma estrutura significativa que nos orienta enquanto nos movemos pelo mundo.

Um dos papéis da memória é impor ordem ao ambiente,[6] organizando e reorganizando o passado para lhe dar um sentido de coerência. Daniel Schacter explica que, quando recuperamos uma memória, não estamos realmente focando no passado,[7] evocando eventos antigos como de fato ocorreram. Em vez disso, estamos reconstruindo a experiência passada com base em *alguns* elementos do que aconteceu, em uma sensação geral do que *pode* ter acontecido e em nossos sentimentos e crenças atuais. Como isso é feito? Estudos indicam que as experiências são armazenadas no cérebro como uma série de mudanças bioquímicas conhecidas como "engramas".[8] Cada codificação inicial, ou armazenamento de informação, é muito bem selecionado. À medida que codificamos, direcionamos inconscientemente informações que se adequam à experiência anterior, ao conhecimento que já temos e ao nosso estado de espírito nesse momento específico. É por isso que as pessoas podem ter percepções e lembranças completamente diferentes de uma mesma experiência.

Além disso, quando recuperamos uma experiência, não só acessamos engramas do mesmo jeito que um computador faz com uma parte das informações armazenadas. Os sinais que ativam memórias (cheiros, humores, sons e visões) também influenciam e alteram fragmentos das que estão armazenadas (previamente escolhidas) para criar algo novo. Com efeito, a memória é uma colaboração entre o passado e o presente. Mas isso, como Schacter observa, não é algo que nos cai bem. Nossa intuição acredita em uma "correspondência um para um"[9] entre um evento armazenado em nosso cérebro (um engrama) e aquilo de que nos lembramos. No entanto, decididamente, não é esse o caso. A memória de um evento, escreve Schacter, "não é apenas um engrama ativado [mas] um padrão único que emerge da junção das contribuições dos sinais e do engrama"[10] — e é isso que produz as narrativas autobiográficas que nos explicam a nós mesmos.

Algumas dessas narrativas podem surpreender de tão resilientes mesmo diante de lesões neurológicas. O "conhecimento da personalidade" que forma a nossa autoimagem[11] não é facilmente danificado pelo Alzheimer e outras demências. O que é afetado, porém, é a capacidade de atualizar essa autoimagem. Então, quando Sam comentou que o sr. Kessler estava comendo demais, uma tendência habitual em pacientes com Alzheimer, o sr. Kessler respondeu num ato reflexo: "Impossível!", já que se considerava alguém que fazia tudo com moderação. Se Sam implorasse para ele parar de perguntar as mesmas coisas várias vezes, o sr. Kessler negava fazer isso, pois ainda se via como alguém que "nunca incomodava ninguém". E quando Sam lhe pediu para não gritar comigo, no mesmo instante o sr. Kessler ficou indignado. "Jamais!", ele bradou. "Eu me dou bem com todo mundo."

Mas essas negações resultavam do Alzheimer ou da memória tramando seus velhos truques? Para os cuidadores, essa ambiguidade é um fato da vida, porque o Alzheimer pega uma memória já imperfeita e a torna ainda menos confiável, fazendo com que fique difícil distinguir os lapsos de memória normais daqueles decorrentes da doença. No entanto, mesmo que esses lapsos fiquem mais frequentes e profundos, os cuidadores continuam tendo dificuldade em reconhecer a patologia, uma vez que o impulso do paciente de criar narrativas persiste.

Talvez porque o sr. Kessler tenha suportado a perda da sua família e do seu lar, ele precisasse formar uma imagem de si mesmo como um homem bom, um homem que ajudava os outros, em vez de alguém que precisava de ajuda. Essa ideia inabalável de si mesmo, como alguém autossuficiente e moralmente correto, lhe dava uma sensação de bem-estar e o ajudava a lidar com as vicissitudes da vida. Assim, quando confrontado com acusações de que estava dificultando as coisas para os outros, era natural que recorresse às convicções e propensões que sempre o haviam servido. Como todos nós, ele era ajudado pelo "viés egocêntrico" da memória,[12] que se fixa em eventos que nos deixam bem na fita e edita aqueles que não o fazem. No fim das contas, as histórias que contamos a nós mesmos são mais convincentes, mais vívidas e mais indestrutíveis do que a própria experiência.

Observar como o sr. Kessler contornava e compensava a perda de memória me fez lembrar do conto "Funes, o memorioso", de Jorge Luis Borges, cujo protagonista se lembra de absolutamente tudo. O que a princípio parece ser uma enorme vantagem cognitiva é, à sua maneira, mais incapacitante do que a perda de memória. Incapaz de esquecer, Funes está livre dos pecados da memória. Embora esses pecados pareçam um defeito, na verdade, são recursos adaptativos que nos ajudam a navegar pelo mundo. Justamente porque você e eu não conseguimos reter todos os detalhes da experiência, nossas mentes são motivadas a resumir a experiência em termos de valores, lições e significado. A memória perfeita de Funes, entretanto, não sente esse impulso ou essa urgência. Para ele, o mundo simplesmente está ali: cada pensamento, visão e som, cada experiência, é gravada, no mesmo instante, para sempre. Funes é mesmo escravizado pela memória, forçado a acumular fatos precisos, nos mínimos detalhes, que aumentam ao infinito, mas nunca assumem uma forma ou um aspecto.

Antecipando-se em meio século aos psicólogos cognitivos, Borges inferiu algo fundamental sobre a natureza da memória: a memória humana não é voltada para a precisão, não é uma gravação de acontecimentos, mas sim uma reconstrução deles que nos permite dar sentido ao mundo. Portanto, embora o sr. Kessler possa ter perdido a capacidade de lembrar, ele — ao contrário de Funes — ainda conseguia fornecer o que o dr. Sacks descreve como "continuidade, uma continuidade narrativa, quando a memória e, portanto, a experiência, [estão] sendo arrancadas a cada segundo".[13]

O que ajuda o paciente a lidar com a doença, porém, pode frustrar o cuidador. Quanto mais o Alzheimer subtraía do sr. Kessler, mais ele se agarrava à narrativa que lhe interessava e mais negava qualquer coisa que pudesse contradizer sua autoimagem. Para Sam, essa negação não era um subproduto da redução do hipocampo, mas um sinal da típica falta de autoconhecimento de seu pai. É claro que a própria predisposição de Sam também o impedia de reconhecer que havia perda de memória.

Como a memória é tendenciosa em relação ao conhecimento preexistente,[14] todos nós "editamos" o presente para que ele se pareça com o passado. Não importava quais novos sintomas seu pai apresentasse, a memória de Sam codificava o comportamento do pai de forma que o pai *parecesse* mais condizente com o homem que ele conhecera. Assim, tanto as inclinações dos pacientes quanto as dos cuidadores colaboram para que a doença pareça estar menos disseminada do que de fato está.

É uma pena que só quando os pacientes ficam realmente desamparados e incapazes de fazer compensações os outros consigam enxergar a doença com clareza. Certa noite, em que

Sam decidiu ficar para dormir, encontrou seu pai no corredor pegando o telefone.

"Para quem você está ligando?", perguntou Sam.

"Pro meu filho", respondeu o sr. Kessler.

"Ah", disse Sam. "Quem sou eu?"

"Você é o Sam", disse seu pai, indiferente à contradição e rindo da tolice dessa pergunta. Ele continuou discando.

Por um momento, Sam ficou atônito. Em seguida, se aproximou do pai e com jeito pôs o telefone no gancho. A expressão em seu rosto me disse tudo o que eu queria saber. Por fim, ele tinha percebido que algo que não tinha nada a ver com ele estava acontecendo. Seu pai tinha viajado para um lugar aonde Sam não podia ir, um lugar que ele precisava aceitar se quisesse ajudar o pai (e a si mesmo) a lidar com a doença.

É isso, eu pensei. *Ele entendeu.*

Mas não, não totalmente. Logo que o sr. Kessler voltou a se parecer com si mesmo outra vez, o discernimento de Sam diminuiu e a antiga dinâmica dos dois foi restaurada.

Depois que o sr. Kessler desenvolveu Alzheimer, pai e filho inverteram os papéis. Agora era Sam quem se preocupava. Assim como seu pai fizera com ele, Sam costumava rondar, controlar, insistir para que a vida fosse normal. E agora era o sr. Kessler que exigia espaço, que insistia na sua independência, que parecia determinado a provar que sabia o que estava fazendo. A intolerância que o sr. Kessler havia demonstrado em relação a Sam agora o castigava.

Como muitos filhos adultos, Sam achava difícil ver o homem que ele conhecia indo embora. Parecia injusto, e até cruel, que o sr. Kessler, tendo perdido a família na guerra e a esposa para o câncer, agora tivesse que perdê-los de novo, vendo-os desaparecer de sua memória. Então, Sam fez o que pôde para ajudar a preservá-los. Quando o visitava, ouvia pacientemente as mesmas histórias que já ouvira centenas de vezes antes. Ele se divertia com as reminiscências da Varsóvia onde o pai cresceu cercado pelas pessoas que amava. E era nesses momentos, em que o pai relaxava e deixava o filho cuidar dele, que Sam parecia mais feliz.

Assim como a doença de Alzheimer pode aumentar os conflitos, ela também pode aflorar afeto e ternura: momentos tranquilos em que as discussões cessavam, quando o sr. Kessler, meio adormecido, pegava a mão do filho. Talvez por causa de um maior desejo de conforto ou da perda de inibição, ou talvez porque cuidar de um paciente torne o toque necessário, algumas pessoas ficam mais afetuosas fisicamente depois que o Alzheimer se instala.

Numa tarde de domingo, aconteceu algo incomum: Sam se ofereceu para fazer a barba do pai. A princípio, o sr. Kessler recusou, mas, sentindo que sua mão não era mais firme, mesmo hesitante ele concordou. Então Sam pôs um banquinho em frente à pia do banheiro e o sr. Kessler se sentou. Sam espalhou espuma no rosto dele e pegou um barbeador descartável. Observando-os da porta, notei que assim que o sr. Kessler sentiu o calor dos dedos de Sam e o toque da lâmina de barbear, ele começou a desfrutar. E Sam tinha prazer com o evidente deleite do sr. Kessler em ser paparicado. "Você parece um barbeiro profissional", disse o sr. Kessler, rindo, quando Sam terminou o serviço. "Eu deveria te pagar." E então, quando Sam limpou o resto da espuma, o sr. Kessler se inclinou para ele e suspirou: "Ah, que bom isso".

Embora o sr. Kessler quase sempre se esquecesse desses momentos, toda vez que Sam dizia "Que tal fazer a barba?", ele largava o jornal na mesma hora e ia com o filho para o banheiro. Sam, eu sabia, esperava ansiosamente por esses quinze minutos em que podia ficar junto do pai, e, por isso, sofreu um tranco quando o sr. Kessler, numa das sessões, depois de dizer a Sam que ele deveria receber pelo serviço, acrescentou casualmente: "Você precisa de dinheiro, não precisa? Com o seu hobby você continua pobre".

Pego de surpresa, Sam sentiu uma onda de raiva que lhe era familiar e logo recuou para longe da pia.

O sr. Kessler, sem saber o que havia acontecido, virou a cabeça e perguntou: "Qual o problema? Por que você parou?".

Sam não disse nada. Impassível, voltou a fazer a barba do pai.

O Alzheimer não só mantinha intacta a imagem que o sr. Kessler tinha de si mesmo, mas também preservava uma imagem obsoleta de Sam. Quase três décadas haviam se ido desde que Sam fora um jovem passando aperto, mas o sr. Kessler agora vivia predominantemente num passado em que os contratempos profissionais de Sam ainda o atormentavam. Nesse estágio da doença, era difícil saber se era o Alzheimer ou a memória seletiva do sr. Kessler que motivava suas palavras. Afinal, não é incomum a perda de memória agir em conivência com um sentido de realidade preexistente e distorcido de uma pessoa. Ao relatar tudo isso para mim, Sam disse algo que, com o passar do tempo, ouvi de muitos cuidadores: "Ele se lembra do que quer se lembrar".

Ao longo dos anos, deparei-me com muita raiva por parte dos cuidadores. Sam era apenas um dos tantos cuja raiva era constantemente reacendida pelo entra e sai da consciência do doente. É quase um axioma que, em relacionamentos problemáticos, os cuidadores preferam se agarrar à raiva a aceitar a dor de perder alguém quando há questões que ainda não foram resolvidas. E essa relutância em deixar para lá se exacerba continuamente por uma doença que cria bastante ambiguidade no comportamento do paciente, impedindo que os cuidadores enfrentem sua dor.

Num fim de tarde, enquanto Sam ajudava seu pai a se deitar, o sr. Kessler olhou para cima e perguntou num tom gentil: "Quem é você?".

Surpreso, Sam respondeu: "Seu filho".

"Meu filho?", disse o sr. Kessler, maravilhado. "Há quanto tempo você é meu filho?"

"Bem, acho que faz 62 anos", disse Sam, ao mesmo tempo alarmado e se divertindo.

Os olhos do sr. Kessler se arregalaram. "Há 62 anos você é meu filho e só *agora* você está me contando?"

Sam riu. "Bem, de vez em quando isso me escapa."

Ver o filho rir fez o sr. Kessler rir também.

Mais tarde, cruzei na cozinha com um Sam de aparência soturna. "Sou um idiota", ele murmurou. "Por que continuo discutindo com ele? Ele nem sabe quem eu sou."

Mas ele discutia exatamente porque não sabia o que seu pai sabia. Afinal, a memória do paciente sobre pessoas e acontecimentos não vai embora de repente quando um distúrbio degenerativo aparece. Não só a memória é armazenada em diferentes lugares no cérebro, como existem diferentes tipos de memória. Existe a memória *explícita*, que retém informações: pessoas, lugares, objetos e eventos. E existe a memória *implícita*, que salvaguarda as habilidades, os hábitos, as competências, a memorização musical, as preferências e as associações emocionais.[15] Em um experimento, pacientes com amnésia levaram um choque elétrico ao apertar a mão de outra pessoa,[16] e apesar de no dia seguinte eles não se lembrarem da pessoa cuja mão tinham apertado (memória *explícita*), ainda assim hesitaram ao apertar a mão dela (memória *implícita*).

Pacientes com demência podem, da mesma forma, não se lembrar de um nome ou de um relacionamento, porém, as emoções (amor, antipatia, confiança) associadas a uma pessoa em geral permanecem. E o que resta pode ser uma graça salvadora, mas também uma fonte de frustração. É essa memória implícita que lhes permite falar e agir de formas compatíveis com comportamentos pré-demência. Por exemplo, pacientes que também são diabéticos costumam roubar biscoitos e guloseimas logo depois de uma refeição. Eles "roubam" porque sentem que é errado e que terão problemas se forem pegos. E como "roubar" implica consciência, os cuidadores podem se considerar autorizados a repreendê-los, mesmo sabendo que não deveriam.

Não devemos, então, aceitar o fato de que os pacientes se lembram de algumas coisas, e não de outras? Mas isso é difícil. Nossa mente abomina a ambiguidade,[17] e enquanto a memória de um paciente vai e vem, tendemos a ver o que queremos ver. Enquanto eu seguia observando as reações oscilantes de Sam às lembranças de seu pai, intermitentes e flutuantes, percebi que não é a ausência de um sistema de memória que frustra e confunde os cuidadores, mas sim a sua fragmentação.

Dada a sua premissa fantástica, é fácil esquecer que "Funes, o memorioso" não é só sobre um jovem indivíduo uruguaio; é também sobre o homem que passa uma noite inteira com ele. E como o narrador tem uma memória "normal", no início é incapaz de discernir o abismo que existe entre os dois. Mas logo fica claro para ele que se comunicar com Funes é quase impossível. A memória perfeita de Funes torna-o incapaz de pensar nos nossos moldes. Suas lembranças correm juntas de forma tão imaculada que ele não consegue diferenciar o passado do presente. Ele fica realmente incomodado pelo fato de que "o cachorro das três horas e catorze minutos (visto de perfil) tivesse o mesmo nome que o cachorro das três e quinze (visto de frente)".[18] Também é incompreensível para ele que o termo genérico *cachorro* "abrangesse tantos indivíduos díspares de diversos tamanhos e diversas formas".

Nós, felizmente, não somos Funes: *nossos* pensamentos dependem de conceitos e categorias para dar sentido a um mundo que nossa memória não pode reter por completo. Mas para

Funes, que tem uma memória ilimitada, não há estímulo cognitivo para converter o específico em geral. A memória, então, não diz respeito apenas a lembrar, e a perda de memória não diz respeito apenas a esquecer. Uma memória alterada tem a ver com mais do que somas e subtrações, déficits e excedentes. Uma mudança dramática na memória muda tudo porque a memória tem influência em tudo. A memória está tão integrada a todos os aspectos da vida — do pensamento à comunicação, à construção e à sustentação de relacionamentos, à criação de continuidade, significado e coerência — que seu desaparecimento é incompreensível. Simplesmente não temos uma estrutura cognitiva que permita a sua ausência nos outros.

Os seres humanos não evoluíram para funcionar isolados, aliás, a cognição de cada pessoa depende das faculdades cognitivas daqueles ao seu redor. Portanto, quando a memória de uma pessoa está prejudicada, aqueles que são próximos a ela também ficam desorientados. Nós não só esperamos que as memórias das pessoas funcionem igual às nossas, como *precisamos* acreditar que as memórias são compartilhadas. Sem essa pressuposição, não poderíamos desenvolver laços de afeto ou de confiança ou, por outro lado, sentimentos de antipatia ou medo — todos, em termos evolutivos, necessários para a sobrevivência. Como a nossa expectativa de memória é biológica, continuamos contando com ela, mesmo quando sabemos que ela já se foi.

Por exemplo: sempre que o sr. Kessler quebrava sua promessa de parar de mexer nas luminárias, Sam ficava incrédulo.

"Você me disse que não encostaria nos fios ou nas tomadas", ele repreendia o pai. "Você me prometeu!"

Ao que o sr. Kessler normalmente respondia: "Do que você está falando? Eu nunca disse isso".

Tendo assistido a essa cena se repetir diversas vezes, percebi que nenhuma imagem do hipocampo reduzido de seu pai seria capaz de alterar as expectativas de Sam. Na verdade, a maioria dos cuidadores não consegue se abster de gritar: "Você não lembra?" — uma pergunta que confunde quase todo mundo, incluindo o cuidador, que sabe mais do que ninguém que o paciente não consegue lembrar.

Mas supor que os cuidadores podem facilmente abandonar a expectativa de memória também é injusto. Dada a maneira como uma memória "normal" funciona, a perda de memória em alguém que conhecemos bem parece menos um déficit neurológico do que um gesto de traição. Afinal, quando os pacientes esquecem, são os cuidadores que acabam se sentindo apagados, suas palavras, seus esforços e sacrifícios muitas vezes são desvalorizados e até mesmo negados por seus pacientes. É por isso que vários cuidadores sentem que estão sendo psicologicamente manipulados. Sem a memória da outra pessoa funcionando junto com a nossa, colaborando conosco quanto a fatos e eventos, ficamos inseguros e sem saber o que é real, em que devemos acreditar ou não acreditar.

A memória nem precisa estar gravemente debilitada para que a gente se sinta traído pelas recordações de um ente querido. Não é verdade que várias vezes as piores brigas começam por causa de lembranças muito diferentes de uma experiência compartilhada? Já que a memória não existe para servir à realidade "objetiva", mas sim para criar narrativas significativas, faz sentido que não possamos contar com as memórias de outras pessoas para espelhar as nossas. Em relacionamentos saudáveis, narrativas importantes são compartilhadas, de modo que fica mais fácil suportar a inevitável dissonância ocasional. Mas em relacionamentos que já não eram saudáveis para começar, as predisposições e os caprichos da memória podem ser usados como armas para recusar e invalidar a realidade e o sentido de identidade de outra pessoa.

Isso é o que torna a doença de Alzheimer ao mesmo tempo estranha e enlouquecedoramente familiar. Quando a memória das pessoas desaparece, suas narrativas passam a ser ainda mais essenciais, preenchendo as lacunas das experiências que estão sendo perdidas. E se essas narrativas contêm percepções rígidas e depreciativas sobre um cuidador, elas podem tornar um relacionamento cada vez mais tenso. A perda de memória não só cria ambiguidade, também obstrui a possibilidade de crescimento, de reparo, de prestação de contas, de superação. Para Sam e seu pai, duas pessoas que sempre viveram em realidades diferentes, o Alzheimer propiciou momentos de intimidade incomum, mesmo enquanto ampliava o abismo entre eles.

2.
"A filha fraca"
Por que é tão difícil mudar nossas reações

Certa manhã um caixeiro-viajante chamado Gregor Samsa acorda de sonhos intranquilos e se vê metamorfoseado num inseto monstruoso.[1] *Estranhamente, ele não parece alarmado. Fica deitado na cama e analisa sua barriga couraçada e suas inúmeras pernas serpenteantes. Ele é um inseto, mas parece mais preocupado com o fato de que não consegue se virar de lado. De repente, se dá conta do quão tarde é. Precisa pegar o trem. Ele tenta se levantar, mas suas pequenas pernas e seu corpo desproporcionalmente grande tornam isso difícil.*

Quando Gregor por fim aparece, as reações de sua família são tão histéricas quanto banais. Todos supõem que o inseto é Gregor, mas ninguém faz o menor esforço para questioná-lo ou consolá-lo. Os dias passam e Gregor se acostuma com seu novo corpo. Ele come comida estragada e aprende a se mover pela casa. Disposto, como sempre, a atender sua família, fica invisível se espremendo nas fendas. E como nunca se esperava muito dele, exceto o pagamento, seus chiados e gritos passam despercebidos ou são incompreendidos.

Um dia, Gregor ouve sua irmã implorando aos pais para se livrarem dele. Insiste para que parem de tratá-lo como filho. Seus pais parecem solidários aos apelos dela, mas isso não o deixa irritado. Ao contrário, ele se comove com as palavras da irmã. Odiando a ideia de ser um estorvo, Gregor, em um ato final de devoção familiar, morre nessa mesma noite. De manhã, o encontram coberto de lixo com pedaços de maçã grudados em sua casca.

***

Em uma casa antiga e ruidosa em Jericho, Long Island, Mila Rivkin volta e meia invadia o quarto da filha e do genro, procurando suas meias sete oitavos. "Procurem!", ela exigia num tom agudo. "Minhas meias sumiram." Quando não tinha vontade de chorar de exaustão, Lara, sua filha, ria, pois essas meias eram particularmente difíceis de perder. Feitas de lã soviética pesada, pareciam ter uns sete quilos. Mila era obcecada por elas, assim como pela maioria de seus pertences. Suas toalhas, por exemplo: tinha uma diferente para cada parte do corpo, porque algumas toalhas deixavam as áreas ou muito úmidas ou muito secas. E que Deus a livrasse de alguma vez entregar a ela a escova de cabelo, o guardanapo ou a xícara errados.

Lara tinha a fantasia de queimar as coisas da mãe, mas continha-se e mantinha a calma. O marido de Lara, Misha, nem sempre era tão moderado. Ele via a sogra como uma garotinha egoísta atrás de atenção, e às vezes, quando Mila aparecia no quarto, ele anunciava cheio de júbilo que estava usando as meias dela. Mila, que nunca gostou de piadas, em especial às suas custas, o repreendia furiosamente antes de começar outro discurso ranzinza.

O comportamento de Mila era típico de alguém com Alzheimer. Seus constantes atazanamentos, sua falta de controle emocional, sua memória duvidosa e seu egocentrismo eram sinais óbvios. Porém, Mila não tinha Alzheimer na época. Ela tinha apenas certas imperfeições humanas mal distinguíveis dos sintomas de Alzheimer. E, assim como no caso da maioria das pessoas, seus traços irritantes não a definiam. Ela podia ser exigente, egocêntrica e carente, mas também era calorosa, generosa e incapaz de guardar rancor.

Seis anos depois de o marido de Mila ter desenvolvido Parkinson, os reais sintomas de Alzheimer apareceram nela. Mas, mesmo então, Mila parecia inalterada. Continuava tendo adoração pelo marido, sendo indiferente às mudanças de humor dele, ajudando-o a se despir e beijando seu pescoço com carinho, sendo amorosa como sempre.

No entanto, quando seu marido faleceu, os sintomas de Mila se intensificaram. Sem alguém para ancorá-la, ela começou a se amparar em algumas de suas qualidades menos atraentes, e aos poucos foi ficando evidente que algo estava errado. Se não eram as meias que ela queria, era um pedaço de pão, ou uma tigela de sopa, ou seu chapéu, ou o ferro para passar sua echarpe preferida. Como agora sua memória era falha, o mesmo pedido surgia a cada poucos minutos. Sua voz, trêmula de ansiedade, sempre afligiu Lara, e agora que os pedidos eram incessantes e feitos com a respiração ofegante, Mila soava como se estivesse se afogando, e Lara sentia que se afogava junto com a mãe.

Mesmo quando Mila não bombardeava a filha com perguntas, a casa raramente ficava em silêncio. Sozinha em seu quarto, Mila ia de um lado para o outro, a passos irregulares e mancando, o que é típico em muitas vítimas de Alzheimer, e cada passo lento parecia uma interrogação: Onde está o meu chapéu? Onde está a minha bolsa? Onde estão as minhas chaves? E se Lara acordasse no meio da noite, o sono já era. Ficava na cama esperando ser chamada. Sua única pausa era quando estava no trabalho ou quando Mila estava no centro de assistência a idosos.

Mas no centro de assistência também havia problemas. Depois de algumas semanas, Mila começou a voltar para casa cheia de queixas a respeito dos funcionários e dos outros idosos. "Eles zombam de mim", dizia ela. "Falam pelas minhas costas. Me enchem porque sabem que eu não tenho miolos."

Uma noite, depois do jantar, quando Misha não estava por perto, ela sussurrou para Lara, com medo: "Eles estão tentando me controlar com seus pensamentos. É por isso que estou assim".

No mesmo instante a impotência e a paranoia da mãe desarmaram Lara, eliminando a raiva e a impaciência que sentia. Delicadamente, garantiu a Mila que pela manhã cuidaria de tudo. De fato, ela foi ao centro de idosos e falou com a equipe.

"Amanhã?", Mila respondeu com uma amargura gozadora. "Amanhã já posso estar morta!"

E de repente Lara estava lidando não com uma mente aflita, mas com o hábito da mãe de se sentir autorizada a tudo, na expectativa de que Lara largasse qualquer coisa para ajudá-la.

"Nesse ritmo", respondeu Lara com uma aspereza incomum, "eu vou partir primeiro."

Mila arfou e, chorosa, balançou a cabeça. "Deus me livre! Deus me livre!", ela gritou. Levou horas e horas até que ela se acalmasse.

Lara veio me ver cerca de dois meses depois de ter recebido o diagnóstico de Mila. Ela era miúda e pálida e tinha olhos azuis escuros e intensos. Sentada numa poltrona à minha frente, parecia dar voltas no mesmo lugar, como se fosse penoso ficar parada. Embora transparecesse muito envolvimento com a nossa conversa, uma parte dela aparentava estar em outro lugar. Só mais tarde eu entendi que Lara sempre esperava ser interrompida. Era evidente que não estava habituada a ser o centro das atenções, e quando lhe perguntei se estava se sentindo confortável, ela me deu um sorriso curto e reticente, dando a entender que o conforto era algo há muito tempo esquecido.

Lara estava preocupada. Ultimamente, ela se pegava reagindo a Mila de maneiras que não conseguia explicar nem perdoar. Embora continuasse agradando à sua mãe, às vezes cedia a impulsos perversos — resmungando em voz baixa, fazendo comentários sarcásticos, fingindo não ouvir quando Mila a chamava —, o tipo de coisa pelo qual já tinha repreendido o marido.

Misha, por outro lado, não parecia mais se incomodar com o comportamento de Mila. Depois que foi diagnosticada, ele começou a pesquisar sobre a doença, e seus sentimentos em relação à sogra mudaram. Agora, era o modo como a esposa agia que o desconcertava. Ele lhe lembrava que Mila estava doente e que não devia esperar muito dela.

"Então agora ele é o cara legal", disse Lara, perplexa.

"Claro que é", eu disse. "Não é por ele que sua mãe tem obsessão. Ele pode se dar ao luxo de ser bondoso."

Lara riu concordando, mas só por um instante. Pela primeira vez na vida, ela estava pura e simplesmente com raiva de sua mãe. Esse tipo de raiva não só lhe era estranho, como a incomodava o fato de que pudesse se sentir assim.

Pedi-lhe que me desse outros exemplos de coisas que a perturbavam. Um pouco acanhada, confessou que Mila tinha começado a se referir a si própria, compulsivamente, como "a filha fraca", dizendo "Sabia que eu era a criança fraca da família?" ou "Não é minha culpa. Eu sempre fui a criança fracota". Embora Lara tivesse ouvido a vida inteira variações dessas frases, agora achava isso insuportável. Mas o que a deixava ainda mais transtornada era a sua incapacidade de suprimir a irritação.

Por que, eu quis saber, ela achava essa expressão tão irritante? Lara encolheu os ombros. Não fazia ideia e não achava que valesse a pena investigar. O que lhe importava era a sua falta de paciência. Como podia ficar tão irritada com umas palavrinhas inocentes?, ela me perguntou. Eu suspeitava que a expressão não tinha nada de inocente.

Fiquei sabendo que Mila Rivkin nascera na Ucrânia, em 1922, na cidade de Berdychiv. Vinha de uma família muito unida, mas, ao contrário de suas duas irmãs, tinha sido pequena e fraquinha, então fora carinhosamente apelidada de "a filha fraca". Um dia, voltando da escola para casa, viu uma aglomeração de pessoas. Parou para perguntar o que estava acontecendo, mas ninguém lhe dirigia o olhar. Por fim, alguém se aproximou e lhe disse que seu pai tinha sido atropelado por um carro. Mas isso não fazia sentido. A cidade só tinha dois carros e ela nunca vira nenhum deles. Como algo assim poderia acontecer?

Quando Mila chegou em casa, percebeu imediatamente pela expressão sombria da mãe que aquilo era verdade e que tudo estava prestes a mudar. Aos doze anos, ela teve de abandonar a escola para trabalhar e cuidar da mãe. E, embora fosse uma criança gentil e de boa índole, ressentia-se das novas obrigações. Em vez de ser cuidada, agora tinha que cuidar de outra pessoa. Perdera o que o psicólogo britânico John Bowlby chama de "base segura",[2] alguém que representa um porto seguro em tempos de estresse.

Acontece que os seres humanos e outros mamíferos têm um sistema de apego inato que os estimula a procurar proximidade. Essa função comportamental adaptativa ajuda a aliviar o estresse e garante a sobrevivência, "notificando" as figuras de apego para estarem presentes e serem receptivas. Crianças que são privadas de uma base segura, ou cujos pais não funcionam como uma base, tendem a desenvolver estratégias de enfrentamento defensivas.[3] Algumas passam a "abster-se de vínculos", ou seja, a ser rigidamente autossuficientes e desconfiadas de relacionamentos próximos. Outras, como Mila, tornam-se "apegadas ansiosas", aterrorizadas pela ideia de serem abandonadas de novo. Essas crianças tornam-se excessivamente dependentes dos outros e tendem a reagir a pequenos fatores de estresse como se fossem catástrofes.

Esses mecanismos de enfrentamento ou estilos de apego podem se estender muito além da infância e afetar como nos movemos pelo mundo.[4] Eles influenciam o desenvolvimento da nossa personalidade, a nossa atitude em relação a nós mesmos e aos outros e, claro, os relacionamentos que estabelecemos com nossos próprios filhos.

Quando Mila cresceu, ela logo começou a planejar uma família. Desejava ter filhos não porque queria cuidar de alguém, mas porque queria *ser* cuidada. E assim, ao contrário da maioria dos pais e das mães "seguramente apegados", que atuam como uma base segura para os filhos, Mila transformou sua filha na base segura de que ela tinha sido privada. Para Mila, o mundo era um lugar caótico e assustador, e Lara era a sua salvação. Como Lara me contou num dos nossos primeiros encontros, muitas vezes ia às compras de madrugada com a mãe porque Mila se sentia mais segura com a filhinha ao lado.

Como era tudo o que conhecia, Lara simplesmente aceitava a carência e as interjeições de medo de sua mãe, como "O que as pessoas vão pensar?" ou "O que vai ser de mim?". Desde muito nova, aprendeu a aliviar as ansiedades da mãe, garantindo-lhe que não estava sozinha, que ela, Lara, estava ali para ajudar. Mesmo depois de ir para a universidade em Moscou, se casar e emigrar para os Estados Unidos, Lara nunca se sentiu livre das ansiedades da mãe. A inquietação singular de Mila continuava nos seus pensamentos, mas o que Lara podia fazer a respeito disso, vivendo em outro continente?

Era uma preocupação constante, cuja intensidade ela não entendia de verdade — até que um dia, dez anos depois de ter deixado a Rússia, abriu uma carta do Departamento de Estado que concedia permissão para seus pais irem para os Estados Unidos. Ela desatou a chorar, aliviada com a ideia de que em breve estariam juntos outra vez. Não ia mais privar sua mãe de uma tábua de salvação.

Mas quando Mila foi diagnosticada com Alzheimer, Lara ficou frustrada. Mila, ao que parecia, recebera uma licença oficial para ser infantil. Lara sabia, é claro, que Mila não podia evitar, que sua memória, sua capacidade de atenção e seu autocontrole estavam comprometidos, porém, de alguma forma, era difícil acreditar e mais difícil ainda engolir. A sua mãe estava com Alzheimer, mas será que tinha de fato ocorrido uma metamorfose?

Quando li *A metamorfose* pela primeira vez, há uns vinte anos, senti uma aversão natural pela família tão egoísta que não conseguia lidar com um filho combalido. Transformado em inseto, Gregor rasteja pelo chão e se comunica apenas soltando gritinhos. No entanto, a reação da família é comicamente inexpressiva. Depois do choque inicial passar, os pais e a irmã retornam às habituais passividade, autopiedade e ao senso exagerado de merecimento.

Naturalmente, supus que era o egoísmo ridículo deles que os fazia serem insensíveis à transformação de Gregor. Mas, tendo conhecido muitas cuidadoras como Lara, cuja vida é definida por sacrifício e desvelo, passei a entender que o retrato familiar de Kafka é emblemático de várias famílias — isto é, quanto mais perturbadora a disrupção, mais elas regridem a padrões de comportamento arraigados. Kafka apenas levou uma dinâmica familiar preexistente a um desfecho absurdo.

As vítimas de Alzheimer podem não se transformar em insetos, mas elas mudam. No entanto, caso atrás de caso, paciente e cuidador frequentemente continuam a interagir do mesmo jeito que antes. A maioria dos cuidadores, é claro, tem mais autoconsciência do que os Samsa, mas isso não os impede de regredir para seus papéis familiares habituais. Esses padrões permanecem porque estão à mercê de algo ilusoriamente poderoso: o inconsciente.

Embora hoje seja um lema em círculos psicológicos/filosóficos, o inconsciente nem sempre foi estimado. Inicialmente recebido com espanto, como um país desconhecido a ser explorado à procura de tesouros, ele atraiu muitas pessoas cultas que decidiram que a psicanálise as ajudaria a descobrir o seu eu interior. O submundo psicanalítico de Freud era ao mesmo tempo assustador e atraente; não apenas parecia explicar por que temos impulsos específicos, mas também investigava por que esses impulsos agiam em desacordo com a civilização. Para que a sociedade funcionasse, certa parte do inconsciente tinha de ser reprimida e/ou sublimada.

Por outro lado, lá pela metade do século XX, houve uma mudança radical. Uma nova onda de psicólogos começou a aplicar uma abordagem empírica rigorosa ao estudo dos processos mentais inconscientes, conduzindo a "revolução cognitiva".[5] As pessoas ainda se deitavam respeitosamente no divã de um psicanalista, mas nos círculos acadêmicos era consenso que muitos processos mentais ocorrem sem o nosso conhecimento, guiando grande parte do que pensamos e fazemos. A afirmação de Freud de que a consciência é apenas "a ponta do iceberg"[6] provou-se mais verdadeira do que se esperava, embora talvez não da maneira que ele pretendia. Esse novo inconsciente, mais cotidiano, enfatizava as operações cognitivas e perceptuais do dia a dia, que funcionavam independentemente da consciência.[7]

Além disso, esses processos inconscientes, como escreve Timothy Wilson em *Strangers to Ourselves* [Estranhos a nós mesmos], são "parte da arquitetura do cérebro",[8] influenciam julgamentos, sentimentos, linguagem, percepção e tomada de decisão, para nos fazer funcionar de forma mais eficiente. Esse "inconsciente adaptativo", um termo cunhado pelo psicólogo social Daniel M. Wegner,[9] permite-nos avaliar rapidamente o nosso ambiente e reagir sem a interferência da consciência, que trabalha em ritmo mais lento e requer mais energia mental. E como o inconsciente adaptativo trabalha na surdina, tendemos a atribuir à consciência a maioria dos nossos pensamentos e ações.

Pode-se imaginar a consciência trabalhando alheia aos zumbis invisíveis do seu lado, que fazem em silêncio o que a mente consciente acredita estar fazendo. De fato, às vezes os processos inconscientes são chamados de "subsistemas zumbis",[10] burros de carga automatizados que assumem o controle quando realizamos tarefas rotineiras como pentear o cabelo, lavar a louça, apagar as luzes — tarefas que não exigem muito da consciência.

No entanto, muitos desses processos inconscientes também podem envolver pensamentos e comportamentos sofisticados, sobretudo quando se alinham com determinada habilidade ou área de especialização.[11] Assim, as pessoas — mesmo aquelas com trabalhos intelectualmente complexos ou mecanicamente minuciosos — podem continuar desempenhando tarefas de alto nível durante os estágios iniciais e até intermediários dos distúrbios de demência. Isso, por óbvio, pode obscurecer a extensão da deficiência cognitiva para elas mesmas e, ao mesmo tempo, criar expectativas insensatas em todos ao seu redor.

Terapeutas, advogados, encanadores e acadêmicos podem dar a impressão de que seus mecanismos mentais estão a todo vapor, mas são os processos inconscientes que estão realmente fazendo a maior parte do trabalho. Não é de admirar que os cuidadores se enganem — em geral acreditamos que o julgamento, o pensamento e o caráter são todos guiados por processos conscientes "superiores" e deliberados,[12] e por isso ficamos confusos quando os pacientes com demência não parecem particularmente menos capazes.

Quando Mila Rivkin desenvolveu Alzheimer, a doença não mudou de imediato a forma como a família a via. Aspectos cruciais da personalidade que derivam de processos inconscientes[13] — temperamento, preferências, reações características, sociabilidade — mantiveram-se mais ou menos os mesmos. Para Lara e Misha, Mila ainda "parecia" Mila. Suas expressões irritantes e suas narrativas duvidosas não cessaram; apenas redobraram, para ajudá-la a lidar com a situação. Como acontecera com o sr. Kessler, quando a cognição complexa de Mila começou a desaparecer, ela se agarrou com mais força ainda aos roteiros inconscientes com que quase sempre tinha contado e que sempre a tinham definido.

Então, quando Mila repetia aquelas falas de praxe sobre ser "a filha fraca", Lara só enxergava a sua mãe, não a doença. E quando Lara lançava um insulto ou uma repreensão, se dirigia à mãe, não à doença. Mila, é claro, inconsciente de que estava bombardeando Lara com perguntas e comentários incessantes, ficava apenas com um olhar vazio.

>Mila: Aonde você pensa que vai?
>Lara: Aonde é que eu vou sempre? Ao mercado.
>Mila: Mercado, mercado. E o que é que eu devo fazer? Quem vai cuidar de mim enquanto você estiver fora? Estou o dia inteiro sozinha.
>Lara: O que você está dizendo? Passamos o dia todo juntas. Eu caminhei com você, dei banho em você, a gente jantou.
>Mila: Então eu sou um estorvo?
>Lara: Mãe, o que você quer de mim?
>Mila: Eu já comi? Queria um pedaço de pão.
>Lara: Eu já te disse: é por isso que preciso ir ao mercado. Acabou o pão que você gosta.
>Mila: Você vai ao mercado? E o que será de mim?
>Lara: Você vai ficar em casa.
>Mila: Sozinha, que nem um cachorro.
>(*Vendo a filha ir embora, ela ficou mais agitada.*)
>Mila: Aonde você vai?
>Lara: Pela centésima vez, vou ao mercado!
>Mila: E o que é que eu vou fazer?

Naturalmente, Lara estava frustrada. Como acontece com tantos outros cuidadores, ela começou a imitar os próprios sintomas que a oprimiam. Por um lado, sentia que estava se repetindo. Ironicamente, tal "contágio" pode ser em parte atribuído à plasticidade do cérebro. O cérebro saudável é, por milagre, maravilhosamente adaptável. Mas em vez de permitir que os cuidadores mudem seus hábitos e expectativas para conseguir lidar com distúrbios de demência, pode torná-los tão teimosos e propensos à repetição quanto os seus pacientes. Em *O cérebro que se transforma*, o psiquiatra Norman Doidge usa a analogia do trenó,[14] criada pelo neurologista Alvaro Pascual-Leone, para explicar por que ocorre essa rigidez. Imagine que você está num trenó no alto de uma montanha de neve fresca. Você desce a montanha de trenó, sobe outra vez e depois faz o mesmo caminho ou inventa um novo. As opções são infinitas, mas cada vez que você segue o mesmo percurso, as trilhas feitas pelo trenó se aprofundam e enrijecem e, quanto mais bem definidas se tornam, mais fácil fica descer por esse mesmo caminho de novo. Assim, a repetição gera mais repetição.

Nos casos de distúrbios de demência, a repetição é um sintoma óbvio, mas o que pega para os cuidadores é que essa repetição não é só produto da patologia. As fixações, exigências, expressões favoritas, alfinetadas e chamadas telefônicas constantes do paciente são comportamentos de apego naturais que surgem em resposta ao estresse.[15] O Alzheimer, especialmente, pode criar um ambiente interno[16] tão dominado por confusão, ansiedade e perdas não identificáveis que o sistema de apego fica sobrecarregado, levando as vítimas a buscar uma base segura, a procurar obsessivamente um pai ou uma mãe ausente, uma casa, uma boneca, uma peça de roupa — qualquer coisa que represente segurança.

Lara era a base segura de Mila muito antes de Mila ser vítima da doença. O Alzheimer não mudou isso de repente;[17]

pelo contrário, a doença apenas intensificou o estilo ansioso do apego de Mila. O mesmo acontece com pacientes cujo estilo de apego é esquivo. Em vez de procurarem proximidade, eles podem ficar mais desconfiados, menos dispostos a aceitar ajuda e cada vez mais obstinados para manter a sua independência. De fato, os comportamentos que os cuidadores veem no dia a dia são aqueles que testemunharam durante a vida inteira — só que agora parecem mais acentuados.

Quando Mila chamava por Lara a cada cinco minutos, não era só porque se esquecia de que tinham acabado de conversar; era também porque o seu sistema de apego a deixava desesperada por sentir conforto. E quando ela se referia a si mesma, repetidas vezes, como "a filha fraca", não era só porque esquecera o que acabara de dizer, mas também porque o seu mecanismo de enfrentamento a fazia enfatizar a sua vulnerabilidade e o seu desamparo, para melhor atrair uma figura de apego. Mesmo quando estava bem, Mila exigia atenção e proximidade. Porém, agora, dominada pela doença, quando o seu mundo inteiro era uma rua escura e vazia, ela se agarrava a Lara com ainda mais força. E Lara voltava a ser a garotinha cujo trabalho era fazer com que a mãe se sentisse segura na escuridão.

Quanto mais Lara falava do seu passado, mais relaxada ficava. Depois de vários encontros, acomodou-se na cadeira e finalmente parecia não ter outro lugar para estar. Numa tarde, ela ficou em silêncio, e eu também, contente de que estivesse se dando um momento para refletir, um momento todo seu. Quando se manifestou, foi para me dizer por que a expressão "a filha fraca" parecia lhe asfixiar. O refrão constante, ponderou, não servia só para infantilizar Mila, mas também, estranhamente, como uma repreenda ou uma advertência, como se dissesse: "Não se esqueça do que eu passei e não me abandone". Por isso, toda vez que Lara agia de forma indelicada ou impaciente, sentia não só que era uma péssima filha, como também uma "péssima mãe".

Uma boa mãe, Lara disse com um toque de ironia, teria mais paciência quando Mila voltava do centro de assistência queixando-se de ter sido ridicularizada e rejeitada pelas pessoas. Toda tarde, ao chegar em casa, era a mesma ladainha: "Você tinha que ver como me tratam. Graças a Deus você está aqui. Graças a Deus. Não sei como pude aguentar".

Ao ouvir isso, Lara ficava com o coração partido. Ela imaginava Mila sozinha no centro de assistência a idosos, sentindo-se desorientada e amedrontada.

"Você tinha que ver como falam comigo. Não tem ninguém lá para cuidar de mim. Não tem ninguém. Ninguém se importa."

Mas depois de algumas voltas nisso, Lara explodia: "Como você pode dizer que ninguém se importa? Tudo o que eu faço é garantir que a cada minuto você não fique sozinha".

Uma vez abertas as comportas, Lara não conseguia parar. Por que Mila não reconhecia o tanto que Lara fazia por ela? Por que Mila não entendia que alguém sempre estava ali para ajudá-la, sempre tinha estado ali para ajudá-la? Por que Mila não podia entender os problemas que causava?

Mila, sentindo-se atacada pela própria filha, mal conseguia conter as lágrimas.

"Por que você está gritando comigo? Por acaso é culpa minha ainda estar viva?"

Todas as manhãs, Lara prometia a si mesma que deixaria a mãe lamentar seus infortúnios enquanto ela, a filha zelosa, a ouviria calmamente. Mas assim que a mãe começava, Lara, como se estivesse sob um feitiço, retaliava, recorrendo às mesmas palavras que usara para falar com a mãe no dia anterior e no dia anterior a esse. Saber que a sua resposta era inútil e sentir-se ridícula não a impedia de despejar as mesmas palavras.

Lara não é a única que tem esse padrão de resposta. Quando o sistema de apego de um paciente está o tempo todo clamando para ser acalmado, não é possível evitar o gatilho do sistema de apego de seu cuidador.[18] Como Lara cresceu com a mãe tão grudada, o seu equilíbrio emocional estava diretamente ligado ao da mãe. Ao acalmar a mãe, ela se acalmava.

Quando o Alzheimer entrou em cena, as ansiedades de Mila viraram um alarme que não podia ser desligado. E como nunca havia trégua do sofrimento da mãe, não havia como escapar do seu próprio sofrimento.

Na verdade, o sistema de apego de Lara ficou igualmente sobrecarregado, e ela também voltou para o seu próprio padrão típico de enfrentamento — tentar, sem perceber, consertar sua mãe. O Alzheimer tinha criado um poço sem fundo de necessidades em Mila e, assim, Lara sentia que nada do que fazia era suficiente, nunca. A doença só aumentou o volume do que Lara ouvira durante a maior parte da sua vida: as exigências insaciáveis da sua mãe. Mas foi só então que começou a se ressentir delas.

Os obstáculos à mudança de comportamento de um paciente são evidentes, mas os que os cuidadores encaram, nem tanto. Para que os cuidadores resistam a velhos hábitos ao reagirem às exigências de seus pacientes, precisam trocar respostas inconscientes por respostas conscientes.[19] Parece simples, porém, o cérebro torna isso difícil. O objetivo do cérebro,[20] afinal, não é ser sábio, estar certo ou mesmo ser razoável, mas conservar energia.[21] Por que gastar energia em atividades conscientes dispendiosas[22] quando processos inconscientes "mais econômicos" estão à mão? Sob coação, nosso cérebro se torna especialmente frugal,[23] retomamos velhos padrões de comportamento e, quanto mais recorremos a esses padrões, mais profundos se tornam os nossos sulcos neurais e mais difícil é escolher um caminho diferente.

Assim como a família de Gregor reagiu à sua encarnação bizarra de um jeito tipicamente egoísta e insensível, os cuidadores estabelecem seus próprios sulcos costumeiros com os pacientes. E, em relacionamentos íntimos e enredados, as nossas vias neurais convergem com as dos nossos pacientes; os comportamentos repetitivos deles geram os nossos próprios. Como poderia ser diferente? O sistema de apego de Lara tinha sido moldado exatamente pela pessoa de quem ela agora cuidava. Portanto, o Alzheimer atua como uma cauda de serpente, devolvendo as reações emocionais de uma pessoa à outra.

Criada na antiga União Soviética, num apartamento apertado onde três pessoas dormiam em um quarto, Lara ansiava por solitude antes mesmo de saber o que isso significava. Hoje mora numa casa própria — mas Mila mora com ela e, embora a mãe tenha um quarto para si, sua voz lamuriante percorre a casa toda. "O que será de mim?", "O que as pessoas vão pensar de mim?", "O que devo fazer?" — perguntas que sempre desencadearam a claustrofobia de Lara. Porém, foi só depois que a doença entrou na casa que a repetição começou a insultá-la — um lembrete opressivo de que ela estava presa ao papel que ocupava desde que começou a andar.

3.
A cegueira diante da demência
Por que demora tanto para enxergarmos a doença

Existe uma ilusão de ótica, aparentemente simples, que nos engana o tempo todo. A ilusão de Müller-Lyer[1] consiste em duas linhas paralelas, uma com as extremidades voltadas para dentro, como setas, e outra com extremidades que se estendem para fora. As linhas têm o mesmo comprimento, mas — podemos medi-las quantas vezes quisermos — a que tem as extremidades para fora vai sempre parecer mais longa. Essa tensão entre o que sabemos em termos conceituais e o que percebemos instintivamente está incorporada a nós e, no meu entender, está no cerne do dilema dos cuidadores.

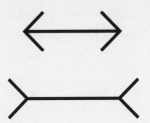

Os cuidadores podem entender que seu pai, sua mãe ou seu cônjuge sofre de demência, mas em muitos casos isso não os impede de reagir de forma emocional e errática à má conduta ou aos delírios do seu paciente. O entendimento não necessariamente faz com que os cuidadores ajam de acordo. Observei esse fenômeno com tanta frequência (mesmo com cuidadores bem informados) que comecei a me perguntar se não haveria um componente neurológico na incapacidade de um integrante da família aceitar todas as implicações do déficit cognitivo.

Em *Rápido e devagar: Duas formas de pensar*,[2] o psicólogo Daniel Kahneman explica o que está em jogo aqui. Ele postula dois modos de pensar. O Sistema 1 é o nosso modo automático de pensar, que funciona sem esforço, forma impressões imediatas e produz reações viscerais e emotivas. Esse processo inconsciente, que Kahneman chama de "pensamento rápido", é quase impossível suprimir. O Sistema 1 recruta as nossas intuições, tendências e pressuposições e nos torna suscetíveis a várias ciladas visuais e cognitivas, como a ilusão de Müller-Lyer.

O Sistema 2 é o nosso modo de pensar mais deliberado; ele funciona no nível conceitual e demora mais a emitir julgamentos. Podemos pensar no Sistema 1 como sendo o tio tagarela que tem uma resposta para tudo e no Sistema 2 como sendo o professor cabeçudo que murmura: "Lamento não saber sobre isso" ou "Talvez a gente deva repensar as coisas". E talvez se o Sistema 2 tivesse mais influência sobre nós, ele nos ajudasse a enxergar o que *sabemos* que é verdade. Embora a demência não brinque com linhas e ângulos, faz algo ainda mais difícil de disfarçar.

Num dia de outono, alguns anos atrás, uma assistente social experiente veio me ver. Jasmine Hines tinha 36 anos, era uma mulher alta, bonita e esbelta, com grandes olhos cor de avelã que muitas vezes pareciam prestes a lacrimejar. Dona de uma voz suave e equilibrada, ela era implacável ao avaliar suas forças e fraquezas. Era também honesta com os outros, o que ajudava a lidar com crianças em situação de risco. Mas depois que seu pai, Stewart, morreu de câncer, ela largou o emprego para cuidar da mãe, Pat.

Quando Jasmine falava de Stewart, sua voz se animava com muito afeto e lampejos de humor. Porém, quando o nome de Pat surgia, ficava com a voz cansada, quase deprimida. Pensava muito em Stewart, não só porque sentia sua falta, mas porque tinha se dado conta do quanto contara com ele e do quão habilmente ele escondera dela a demência de Pat. Mesmo vendo os pais todos os dias, Jasmine nunca suspeitou da extensão da decadência da mãe.

Agora, olhando para trás, conseguia identificar tanto pistas sutis como outras não tão sutis. Por exemplo, a vez que Pat se sentou ao volante do carro e virou-se para Jasmine, dizendo: "Não sei o que fazer aqui". Ao que Jasmine respondeu: "Tá bem, mãe, muito engraçado". Mas quando Pat abriu o porta-luvas, caiu uma lista de instruções sobre como ligar o carro. As notas tinham a caligrafia de Stewart.

Jasmine fez uma pausa, como se refletisse sobre o que acabara de me contar. "Isso deveria ter me alertado, né? Em vez disso, eu só pensei: 'Muito conveniente. Lá vem o papai socorrê-la'."

"O seu pai sempre a socorria?", perguntei.

"Sim, sempre. Eu deveria ter enxergado o que estava acontecendo. Mas não queria lidar com aquilo, então, ignorei."

Eu me sentia triste ao vê-la se culpando por algo que a maioria dos cuidadores também não percebe. Embora sinais claros de Alzheimer — incoerência, inadequação sexual, perder-se em locais conhecidos, delírios paranoicos e até mesmo violência física — sejam muito presentes, os integrantes da família continuam hesitando em dar o salto para um diagnóstico neurológico. Os pacientes, é claro, não precisam de ajuda para negar a doença. Como podem acompanhar os sintomas se não conseguem se lembrar das coisas de um instante para outro? Em muitos deles, a doença cria o déficit cognitivo e depois se esconde atrás dele. Mas e os cuidadores? Será que a negação deles não tem um componente neurológico? Acredito que esse é o caso e passei a pensar nisso como "cegueira diante da demência".

Pensando nesses termos, lembrei-me do verdadeiro ponto cego que existe no olho humano, na região onde o nervo ótico sai da retina.[3] Nessa região de cada olho não há fotorreceptores. Na verdade, há uma brecha em que os dados sensoriais não são registrados. No entanto, quando olhamos para o mundo, vemos uma imagem completa. Isso acontece porque o cérebro, usando informações visuais nas bordas do ponto cego, preenche a lacuna com o que *espera* ver. De um jeito parecido, o cérebro oculta da gente aquilo que não conhece com o que conhece. Ele encontra o nosso ponto cego emocional preexistente e o explora.

Enquanto ouvia Jasmine, comecei a perceber qual poderia ser o seu ponto cego. Quando Stewart estava no leito de morte, ligou para Pat do hospital e pediu que lhe levasse um livro. Jasmine, que estava perto da mãe, viu que ela estava ficando agitada ao telefone. Pat não sabia onde estava o livro, como disse a Stewart. Não sabia se poderia levá-lo. Jasmine, então, ficou surpresa quando ouviu o pai gritando ao telefone que ela tinha que encontrar o livro, e ainda mais surpresa quando Pat ficou indignada e começou a gritar também.

Estarrecida, Jasmine implorou: "Mãe, o pai está morrendo. Ele tem o direito de gritar com você. Quando você estiver morrendo, vai poder fazer isso".

Titubeando, perguntei a Jasmine se ela não achava que Pat já estava sofrendo de demência.

Ela encolheu os ombros. "Olha, era só a minha mãe sendo a minha mãe."

Talvez fosse só Pat sendo Pat, mas a sua confusão e a sua raiva também eram sinais clássicos de demência. Embora incomodasse Jasmine que Pat tivesse gritado com Stewart, não lhe ocorreu considerar que a confusão e a raiva da mãe poderiam ser sinais de um problema neurológico.

Mais uma vez, vi como é difícil atribuir uma origem neurológica à fala e aos comportamentos que sempre moldaram as nossas impressões das pessoas. Os cuidadores não são prejudicados apenas pelo inconsciente adaptativo do paciente, que os faz parecer menos doentes do que de fato estão; a mente dos próprios cuidadores muitas vezes interpreta mal o que está bem na cara deles. Os pacientes podem, sem querer, ajudar a criar a ilusão de que ainda estão bem, mas é a mente saudável que cai nessa ilusão. Essa suscetibilidade, que muitas vezes passa despercebida, é bastante comum; pode até ser comparada à forma como somos enganados por uma verdadeira ilusão de ótica.

Considere, por exemplo, a ilusão do rosto oco.[4] Vemos um rosto convexo, embora as linhas do rosto sejam na verdade côncavas. O rosto *parece* convexo porque nossa mente tem muita experiência com rostos reais, que de fato são convexos. E isso, por sua vez, leva a uma *expectativa neural* de convexidade tão forte que supera o próprio sinal sensorial (ou seja, a concavidade).

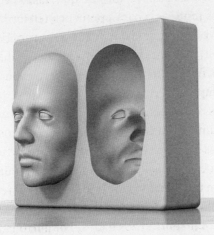

Então, por que o olho vê o que a mente sabe que está errado? De acordo com o cientista cognitivo Andy Clark,[5] esses enganos visuais não são falhas do cérebro nem mesmo erros aleatórios. São, na verdade, tendências neurais que revelam algo "correto" sobre o cérebro, mesmo que, em casos específicos, ele se engane sobre o que está sendo visto.

Tradicionalmente, acreditava-se que o sistema perceptivo era passivo ou motivado por estímulos, uma visão que reflete as nossas intuições sobre a realidade. Sentimos intuitivamente que temos acesso direto ao mundo exterior[6] e que tudo o que precisamos fazer é relaxar e deixar que os nossos sentidos captem qualquer coisa como se fossem uma câmera. Essa visão passiva e motivada por estímulos da percepção é conhecida como "percepção ascendente".[7]

Hoje, no entanto, sabemos que o cérebro não vai só de acompanhante na viagem; ele é um participante ativo na percepção, e o mundo visível é o resultado de um compromisso entre os dados sensoriais e as expectativas da mente com base na experiência anterior. Como naturalmente construímos um modelo interno de realidade, o que já sabemos influencia o que ainda viremos a saber, mesmo que nem sempre de forma precisa. Essa tendência para a percepção baseada em expectativas se refere ao "processamento de cima para baixo",[8] que às vezes faz com que as expectativas anulem os sinais sensoriais que chegam. A imagem de um rosto pode ser côncava, mas não teremos a impressão de que é assim.

Se as nossas expectativas podem anular a realidade, é praticamente um axioma que seremos trapaceados por percepções errôneas de coisas mais importantes do que uma ilusão de ótica. Imagine estar na floresta e encontrar um urso. Se não tivéssemos um modelo interno de como são as florestas ou os ursos, provavelmente estaríamos mortos quando a nossa mente conseguisse dar sentido aos dados. Por outro lado, podemos estar errados. Talvez o urso seja, na verdade, um cão excepcionalmente grande com o aspecto ríspido de um urso. Mesmo assim, ainda pensaríamos *Urso!* e fugiríamos, ou talvez nos fingíssemos de mortos. Depois, talvez fiquemos envergonhados pela reação exagerada, mas o sacrifício terá valido a pena. Afinal, o nosso imperativo biológico é sobreviver, não manter o orgulho intacto ou evitar cometer erros inconsequentes.

As preconcepções nos guiam de forma sutil e persuasiva. Sem um modelo interno de mundo, a vida seria muito ruidosa, ambígua, caótica.[9] Sem nada para nos orientar, nos perderíamos em detalhes infinitos, ou ficaríamos confusos com tantos estímulos, ou então paralisados por um excesso de escolhas. Sem expectativas moldadas pela experiência, teríamos que começar do zero em *qualquer* interação ou impressão. Demoraríamos muito a descobrir o que é prejudicial ou benigno, quem é amigo ou inimigo.

Então, assim como a memória não é desenvolvida para ter precisão, a percepção também não o é, e o erro ocasional certamente compensa a nossa capacidade geral de funcionar de forma eficiente. A cegueira diante da demência existe porque fazemos mais do que apenas observar o mundo ao nosso redor. Nós o interpretamos, como observa Andy Clark, em função de "uma rica formação de conhecimentos prévios".[10] E é exatamente porque conhecemos bem demais o nosso cônjuge, o nosso pai ou a nossa mãe que a demência nos engana, fazendo-nos ver sinais familiares o bastante para acharmos que está tudo bem.

A pesquisa de Nassim Nicholas Taleb parece dar respaldo a essa explicação. Taleb argumenta que temos uma propensão a fazer vista grossa para o que é anômalo criando "falácias narrativas"[11] para tornar coerentes certos fenômenos inesperados, fazendo com que se encaixem nas nossas suposições anteriores. Da mesma forma que damos sentido ao mundo visual (o que às vezes significa ser enganado por ele), criamos expectativas em relação às pessoas ao nosso redor, projetando, nos integrantes da família, narrativas que obscureçam provas de suas deficiências. Inconscientemente suavizamos as anomalias que a demência apresenta e, assim, o que parece um comportamento atípico para uma pessoa de fora, para o cuidador ou a cuidadora parece só mais uma agressão comum. E do mesmo modo que, subconscientemente, impomos expectativas preconcebidas ao mundo visual, que nos levam a cair em ilusões de ótica, distorcemos os sintomas de demência para que se adequem ao que já sabemos sobre nosso parceiro ou nossos pais.

Depois que Stewart morreu, Jasmine se mudou para a casa dos pais, na Convent Avenue, no Harlem. É uma grande construção de quatro andares em arenito vermelho, que parece menos imponente por causa de todos os recados colados com fita adesiva nas portas e paredes: "NÃO SAIA DE CASA SEM AVISAR ALGUÉM", "NÃO GRITE COM AS ASSISTENTES, ELAS ESTÃO AQUI PARA AJUDAR". Ao longo dos anos, vi recados desse tipo em tantas casas que às vezes os imagino em todas as línguas espalhadas pelo mundo, uma tentativa universal de estabelecer a ordem a partir do caos. Apesar de não serem muito eficazes, esses mandamentos domésticos são provas de uma disputa de vontades entre paciente e cuidador, cada um lutando por um suposto controle.

Na casa de Jasmine, a cozinha tinha mais instruções: "NÃO TIRE COMIDA DO CONGELADOR", "OLHE PARA O MENU EM CIMA DA MESA", "NÃO COMA A COMIDA DA JASMINE". Na primeira vez em que visitei Jasmine, ela me flagrou lendo os recados e fiquei um pouco sem graça, como se tivesse sido pega ouvindo atrás da porta.

Como acontece com muitos cuidadores-familiares, havia uma longa e conturbada história entre mãe e filha. A mãe de Pat trabalhava arduamente como faxineira e não conseguia dar muita atenção à filha, e para os irmãos ela era só uma menina, inapta para as coisas importantes da vida. Desse modo, Pat sempre sentiu que estava sozinha. Ela trabalhou muito, concluiu o doutorado numa universidade da Ivy League e tornou-se a única mulher afro-americana no corpo docente do departamento de engenharia de uma grande universidade. E talvez por nunca ter recebido atenção suficiente da mãe, o amor de Pat pelos próprios filhos foi transmitido na base da pressão — especialmente sobre Jasmine, a única filha — para que fossem bem-sucedidos. Eles aprenderam a falar bem, se vestir bem e fazer tudo bem. Tirar nota A– na escola não era bom o suficiente. Eles tinham que tirar A e A+ para ter a aprovação dela.

Quando Jasmine mencionava os padrões inatingíveis da mãe, defendia-os e reclamava deles na mesma medida. A mãe tinha conseguido tanto — por que deveria esperar menos dos filhos? Mas nem todos os métodos parentais de Pat eram fáceis de justificar. Por exemplo, quando Jasmine tinha sete anos, Pat a pôs numa dieta de três copos de leite e oito biscoitos salgados por dia. Os primeiros dois dias transcorreram sem incidentes, porém, no terceiro dia, quando experimentava vestidos na Barney's, Jasmine desmaiou.

Vendo a minha expressão de horror nesse momento da história, Jasmine disse, meio a sério, "para ser justa com a minha mãe, ela estava fazendo a dieta junto comigo".

Não surpreende que, depois, Jasmine tenha desenvolvido um distúrbio alimentar. Quando conseguia se manter magra, essa era pelo menos uma coisa que ela fazia direito. Mas a mãe nunca reconheceu que a filha tinha um problema. Será que Pat sabia e ignorou de propósito ou distúrbio alimentar era algo que não fazia parte do vocabulário cultural da sua geração?

O pai de Jasmine, no entanto, sabia o que estava acontecendo e deu a Pat um livro chamado *Mothers and Daughters with Eating Disorders* [Mães e filhas com distúrbios alimentares]. Pat nunca o abriu. Ela não se recusou a olhar para o livro; apenas fingiu que ele não existia.

"Você acha que, se ela tivesse lido, as coisas seriam diferentes?", perguntei.

"Bem, talvez eu não a tivesse chamado de vaca ontem."

"O que aconteceu?", perguntei.

"Bem", disse Jasmine secamente, "ela estava se comportando como uma vaca."

A resposta leviana, claro, disfarçava o quanto ela se sentia mal por ter brigado com a mãe. A briga, como vim a saber, era habitual e centrada na comida. Tinha começado com Pat vasculhando o congelador. Ao ver a mãe diante da geladeira aberta, Jasmine tentou fechar a porta, mas foi empurrada para o lado com raiva e bateu a cabeça com força na quina da geladeira. Pat nem sequer notou.

> Jasmine: Mãe! Guarda o peixe de volta no congelador, por favor.
> Pat: Quero ver o que temos pra jantar amanhã.
> Jasmine: Basta olhar o cardápio. Qual é o sentido de eu fazer um cardápio se você não olha?
> Pat: Quem pediu pra você fazer isso?
> Jasmine: Você pediu.
> Pat: Eu *nunca* pedi isso.
> Jasmine: Pediu, sim, mãe, você pediu. E eu faço por você, então, por favor, faz isso por mim.
> Pat: Não é da sua conta o que eu faço com o *meu* congelador.
> Jasmine: É o *nosso* congelador. Guarda o peixe. Vamos comer camarão amanhã.
> Pat: Como você sabe?
> Jasmine: Porque eu vou cozinhar. Olha o cardápio.
> (*Pat deu de ombros e continuou vasculhando o congelador.*)
> Jasmine: Mãe, guarda o peixe! Se você tirar comida, vai estragar.

Pat: Você vai me dizer como cozinhar? Eu já cozinhava antes de você nascer.
(*Pat tirou um saco de peito de frango e parecia satisfeitíssima.*)
Jasmine: Mãe, guarda isso de volta. Pra que você precisa disso?
Pat: Quero isso fora do congelador. Eu sou a mãe e você a filha! Por que você sempre complica as coisas?

A cabeça de Jasmine latejava, mas foi a acusação final de Pat que mais a magoou. Ela entendia que a confusão mental e o vasculhamento de Pat eram subprodutos da doença, porém, parte dela acreditava também que, se Pat realmente se importasse com ela, deixaria que em pelo menos um lugar da casa ela pudesse exercer algum controle. Mas Pat não deixava.

Jasmine terminou a discussão afastando-se e depois dando um gelo em sua mãe.

Pat, é claro, em seguida se esqueceu de todo o episódio e não conseguia entender por que Jasmine não estava falando com ela. Abalada pelo empurrão hostil e pelo comentário da mãe, que a magoou, Jasmine afixou mais um recado: "A VIOLÊNCIA NÃO É A SOLUÇÃO".

Contando-me isso, Jasmine passou de um estado de divertimento irônico a outro de profundo arrependimento. "Meu Deus, eu odeio a culpa", ela disse pausadamente. "Odeio, odeio."

Na terceira vez em que me encontrei com Jasmine, ela me perguntou do nada se a demência deixa as pessoas mais egoístas. Eu respondi que, muitas vezes, a demência faz com que as pessoas *pareçam* egoístas, mas que a raiz do egocentrismo se deve à incapacidade de acompanhar as necessidades e os sentimentos dos outros. Enquanto dizia isso, sentia vergonha pelo meu tom clínico. A minha resposta, assim como muitas respostas que são tecnicamente corretas, não dava conta da questão.

Por sorte, a própria Jasmine foi direto ao ponto: "Parece a mesma coisa".

E parece de fato. O problema para os cuidadores é que quando os pacientes aparentam ser os mesmos, é muito difícil não os tratar da mesma forma. Então, quando cônjuges ou pais se comportam mal, os cuidadores reagem como se eles ainda estivessem saudáveis. Na verdade, vários desenvolvem estratégias para mudar o comportamento deles. As notas que Jasmine cola pela casa, a insistência de Sam Kessler para que o pai repetisse as instruções três vezes: ambos são métodos típicos de fazer com que os pacientes se lembrem. "Funciona!", Sam me garantiu. "Quando ele repete, funciona."

"Sempre funciona?", perguntei.

"Nem sempre", ele reconheceu.

Quando perguntei a Jasmine se ela achava que as notas eram eficazes, ficou em dúvida. Sabia que o Alzheimer afeta a capacidade de atenção, mas não estava pronta para desistir. "Às vezes as notas funcionam", disse.

De início, essa suposição pode parecer confusa. Por que confiar numa estratégia que dá resultados inconstantes? Num famoso experimento, B. F. Skinner colocou pombos famintos numa caixa e lhes deu comida ao acaso.[12] Ele observou que o que quer que os pombos estivessem fazendo antes de receberem comida — arrulhar, saltar, curvar a cabeça, rodopiar — eles repetiriam obsessivamente na tentativa de engatar outra recompensa. Skinner deduziu que os animais são propensos a enxergar causa e efeito mesmo quando os eventos não estão relacionados, e passou a identificar essa inclinação como a origem da superstição, do pensamento mágico e do comportamento ritualístico.[13]

Ele também descobriu que, quando dava recompensas a ratos ao acaso, eles ficavam mais desesperados por recebê-las do que se os agrados fossem administrados constantemente.[14]

De fato, era mais difícil para eles desaprenderem o que estavam fazendo, uma vez que as recompensas paravam de chegar. O mesmo pode ser dito dos seres humanos.[15] O acaso cria uma coceira cognitiva que precisa ser coçada. As pessoas que administram cassinos e criam aplicativos de jogos sabem que distribuir recompensas de forma imprevisível é o que deixa os usuários viciados.

O que os pombos supersticiosos e os ratos obsessivos de Skinner e os aplicativos viciantes de jogos têm a ver com cuidar de alguém? De certa forma, eles espelham como respondemos aos pacientes que *às vezes* tomam o remédio, *às vezes* seguem a programação, *às vezes* cumprem suas promessas e *às vezes* não botam as mãos na comida, conforme as instruções. A nossa memória seletiva normal se agarra às ocasiões em que uma estratégia funciona, criando assim uma conexão causal que não existe de fato.[16]

Por que a imprevisibilidade é tão perturbadora? Por que precisamos negar o acaso? Como explica o escritor científico Michael Shermer em *Cérebro e crença*,[17] procuramos padrões porque fazer associações e ver conexões aumenta as nossas chances de sobrevivência. É mais seguro, afinal, acreditar que uma visão, um som, um cheiro ou uma sombra desconhecidos estejam ligados ao perigo do que considerá-los aleatórios ou inofensivos.[18] E como é muito melhor estar errado do que em perigo, às vezes estabelecemos conexões falsas, até mesmo bizarras.[19]

Impor ordem a eventos aleatórios é um instinto tão poderoso que os psicólogos descobriram que, quando as pessoas perdem o controle, ficam mais propensas a enxergar padrões onde não há padrão nenhum.[20] O Alzheimer tira esse controle não só dos pacientes, mas também dos cuidadores. Nos estágios iniciais e intermediários da doença, o paciente pode ter oscilações de humor, capacidade cognitiva variável e memória errática, todos sintomas que criam um ambiente caótico. Então, mesmo que esperem essas mudanças comportamentais, os cuidadores tecem narrativas para tentar explicá-las. Afinal, a mente naturalmente transforma o que é imprevisível no que parece familiar. Dessa forma, o Alzheimer se esconde atrás da imprevisibilidade que ele cria.

Jasmine resumiu perfeitamente: "Minha mãe é traiçoeira. Ela tem Alzheimer quando convém e não tem quando não convém". Para Jasmine, a incapacidade ocasional de Pat de seguir orientações não parecia se dever ao funcionamento aleatório de um cérebro doente; o comportamento estava alinhado com a tendência de Pat de fazer o que queria fazer, ignorando as necessidades de Jasmine.

Mais uma vez: a consciência sobre a doença não impede que ela se esconda bem diante dos nossos olhos. Como explica Kahneman, as ilusões cognitivas podem ser tão convincentes quanto as visuais;[21] e acredito que as ilusões cognitivas associadas à demência sejam particularmente sedutoras — porque, enquanto as ilusões de ótica somem ou não importam quando não olhamos para elas, os distúrbios de demência nos trazem para *dentro* da cena, já que essas ilusões são perpetuadas pelo paciente *tanto quanto* pelo cuidador. Na verdade, os pacientes encorajam as percepções errôneas, porque antes de o Alzheimer corroer aspectos de quem eles são, pode, como vimos, reforçar quem sempre foram.

Quando o Alzheimer de Pat se tornou um fato do dia a dia, Jasmine canalizou a mentalidade de aluna nota A que a mãe lhe incutira. Frequentou seminários, leu os livros certos e fez as adaptações necessárias para lidar com a doença. Tudo isso teve um custo alto para sua vida social, seu trabalho e sua independência. Portanto, quando Pat acusou Jasmine de sempre complicar as coisas, isso não só a magoou, como a deixou com a sensação de que não fazia o bastante.

Embora fosse o Alzheimer que impedia Pat de seguir de forma lógica os argumentos da filha ou de introjetar suas instruções, a resistência dela não parecia ser *apenas* neurológica. Embora Pat não pudesse seguir cognitivamente as instruções de Jasmine, suas reações estavam em conformidade com seu antigo modo de lidar com as situações: quando as coisas estão difíceis, *nunca* aceitar a culpa. A instância mais dolorosa disso para Jasmine era a recusa da mãe em reconhecer o distúrbio alimentar da filha. Se ela não o reconhecesse, não teria que entender seu próprio papel na doença. E talvez seja por isso que Jasmine, que sempre foi sensata e bondosa, não tenha conseguido aceitar a prepotência de Pat na cozinha.

Essas brigas por comida podem parecer superficiais, mas para Jasmine eram uma enorme injustiça. Afinal, Pat desempenhara um papel significativo na necessidade de Jasmine controlar sua ingestão de alimentos, e agora estava de novo lhe tirando esse controle. Embora Pat nunca tenha reconhecido a doença da filha, a vida de Jasmine agora era pautada pela doença da mãe. Não admira que esta tenha ficado invisível para Jasmine durante as discussões com a mãe. Invariavelmente, o ponto cego mais suscetível de um cuidador é uma velha ferida familiar.*

---

* Como acontece em muitas famílias, a necessidade de controle do paciente diminui à medida que a doença progride, o que leva a uma redução das tensões de maneira natural. Assim como outras pessoas que, gentilmente, concordaram em falar comigo, Jasmine compartilhou uma fase cheia de conflitos e recriminações. Com o passar do tempo, porém, surgiu uma dinâmica mais suave e amorosa entre Jasmine e sua mãe. [N.A.]

4.
Tchékhov e o intérprete do lado esquerdo do cérebro

Por que acreditamos que a pessoa que conhecíamos continua ali

No Greenwich Village, numa das ruas agradáveis que dão no Jefferson Market Garden, há um pequeno restaurante italiano. É o tipo de restaurante que costumava ser mais popular no Village: íntimo, mal iluminado, com toalhas de mesa quadriculadas de vermelho e branco e velas em garrafas de Chianti. Às vezes, depois do trabalho, Elizabeth Horn encontrava o marido, Mitch, para tomar um drinque e jantar. Quando chegava, ela costumava se deparar com Mitch segurando um uísque soda e contando piadas para um garçom. Eles se beijavam e ela pedia um gim Tanqueray com tônica. Os dois tinham sido amigos antes de se envolverem romanticamente e brincavam um com o outro sem perder o traquejo. Qualquer um que olhasse para a mesa deles poderia sentir inveja, sem jamais suspeitar que Elizabeth tinha pavor desses encontros agradáveis e do que vinha na sequência.

Elizabeth, uma mulher alta e elegante nos seus cinquenta e poucos anos, fala sobre essas noites num tom calmo e de confidência, o que só torna a sua história mais misteriosa. Isso porque, uma vez terminada a refeição, Mitch invariavelmente a olhava de um jeito desconfiado e cético e dizia: "Agora você vai pro seu canto e eu vou pro meu". Ao ouvir essas palavras, Elizabeth assentia timidamente com a cabeça, ia ao banheiro, tirava os saltos, calçava uns tênis e saía correndo. Ela atravessava a rua, esperava Mitch aparecer — certificando-se de que ele estava indo na direção certa — e depois corria para casa para esperá-lo.

Sempre a impressionava a aparência tão normal de Mitch, caminhando casualmente de jaqueta esportiva e camiseta dos Rolling Stones, parecendo muito o homem por quem ela tinha se apaixonado. Era a si mesma que ela mal reconhecia: a mulher nervosa e exausta escondendo-se atrás de postes de luz, seguindo um homem que aparentava estar bem à vontade no mundo. Então, acelerando loucamente, ela conseguia chegar de volta ao apartamento em que moravam alguns minutos antes dele.

Ao chegar em casa, Mitch sempre a cumprimentava com a mesma animação: "Oi, meu amor, tudo bem?". Ele já tinha esquecido do rendez-vous.

"Isso parece que saiu de *Além da imaginação*", eu disse da primeira vez que ouvi a história.

Elizabeth suspirou. "Ainda piora, pode acreditar. Era medonho, surreal, e eu sabia que tinha que fazer tudo de novo no dia seguinte. Todos os dias eu temia a noite e todas as noites eram um pesadelo."

O pesadelo começava oficialmente depois que Mitch ficava bem à vontade. Sem qualquer aviso prévio, erguia os olhos de uma revista ou da TV, encarava Elizabeth e pedia-lhe que fosse embora. A princípio com calma, ele a mandava sair da sua própria casa. Quando ela tentava convencê-lo de que *estava* em casa, ele zombava dela. Como poderia ser a casa dela, se *ele* morava ali? Embora sentisse que os dois se conheciam, tinha se esquecido de que eram casados. Ainda por cima, sentia-se ameaçado pela presença dela.

Quando Mitch começava a agir daquele jeito, Elizabeth fazia de tudo para defender a sua causa. Apontava coisas no apartamento e lembrava-lhe de onde tinham vindo. "Olha aqui", dizia ela, "a foto do nosso casamento, tá vendo?"

Impassível, Mitch respondia: "Ah é? Você deve ter plantado ela aí".

"E isto aqui?", dizia ela, mostrando folhetos e cartas dirigidas aos dois.

"Bem, talvez a gente tenha sido casado um dia, mas não agora. Sinto muito, mas você precisa ir embora."

Adotando um tom sensato, ela embromava: "Mas, olha, posso dizer pra você tudo o que está no armário ou em qualquer outro lugar da casa. Moramos aqui há quinze anos, eu e você, lembra?".

"Então você andou bisbilhotando o meu apartamento. Pare de mexer nas minhas coisas e saia daqui antes que eu chame a polícia."

Nos estágios iniciais da doença, Elizabeth recusava-se a ceder. Ela ia de cômodo em cômodo, segurando várias quinquilharias: uma lâmpada que tinham visto em Cape Cod que ele insistiu em comprar porque era ao mesmo tempo elegante e ridícula. "Um pouco de você e um pouco de mim", ele brincou quando a levaram para casa.

Mas nada do que ela dizia adiantava. Ele pedia para ela parar de inventar histórias e depois exigia que parasse de levar coisas *dela* para o apartamento *dele*.

Quanto mais desesperada ela soava, mais raivoso ele ficava, como se *ele* é que estivesse fazendo a vontade de uma pessoa delirante. Algumas noites, ficava furioso, agarrava-a pelo pescoço como se fosse um gato vadio e empurrava-a para fora pela porta da frente. E ela ficava a noite toda ali sentada no corredor.

Mas Mitch não era previsível — às vezes parecia perfeitamente normal à noite; outras vezes era magnânimo e a deixava ficar. Porém esses episódios tornaram-se mais frequentes, e a obstinação dele, mais extrema, e em pouco tempo o exílio dela no corredor virou praticamente uma rotina noturna. Ela passou a levar uma chave sobressalente no bolso e entrava de volta quando achava que Mitch tinha adormecido.

Contando-me tudo isso, Elizabeth acrescentou: "Gostaria de não ter feito nós dois passarmos por isso".

"Como isso poderia ter sido culpa sua?", perguntei.

"Ah, eu poderia ter parado de implorar e de discutir com ele muito antes. Teria nos poupado de muita mágoa. Demorei demais para aprender a lição."

"Duvido", respondi, sabendo que muitas pessoas nunca alcançam esse distanciamento.

Mas Elizabeth sacudiu a cabeça. "É o meu maior arrependimento."

Perguntei-lhe por que ela caía na armadilha de discutir com Mitch sabendo que não poderia ganhar.

Ela riu entre os dentes. "A questão é que ele tinha uma resposta pra tudo. Não importava o que eu dissesse ou pudesse provar, ele tinha uma explicação. Eu simplesmente não conseguia deixar passar."

Vendo a minha expressão solidária, ela disse: "As pessoas sempre perguntam pelo paciente. 'Como vai o Mitch? Como ele está?' Vou te contar uma coisa: o paciente está bem; é a cuidadora que está enlouquecendo".

Quando os pacientes têm uma resposta para tudo, os cuidadores ficam presos num loop. É muito difícil e raro não se sentirem provocados pelas reações de um paciente. Mesmo que as respostas sejam absurdas, a capacidade que o paciente tem de dá-las sugere que ainda estamos lidando com uma mente funcional. De fato, essa parte da mente que ajuda a produzir um fluxo contínuo de respostas permanece intacta. Era nessa parte — que o neurocientista Michael Gazzaniga chamou de "intérprete do hemisfério esquerdo do cérebro"[1] — que Mitch estava se apoiando. O "intérprete" é um processo inconsciente responsável por varrer inconsistências e confusões para debaixo do tapete. Quando as coisas não fazem sentido, quando as nossas expectativas capotam, quando o nosso ambiente nos surpreende, o intérprete do hemisfério esquerdo do cérebro dá explicações que nos ajudam a assimilar as coisas.

Embora a gente conte com os fatos e com a lógica em nosso dia a dia, tendemos a manipulá-los quando não se enquadram nas nossas expectativas. Vimos isso no sistema visual. Quando o nosso "intérprete visual" cai em ilusões de ótica ou suaviza falhas visuais, ele o faz em concordância com certas preconcepções. Da mesma forma, o nosso intérprete do hemisfério esquerdo do cérebro preenche pontos cegos cognitivos, obstáculos, ambiguidades e lacunas.

Mas, por mais útil que o "intérprete" seja, ele também pode falhar se for "sequestrado" por informações falsas.[2] Informações falsas podem vir de várias formas, tanto internas quanto externas. Por exemplo, existe uma doença bizarra, que lembra por alto o caso de Mitch, chamada síndrome de Capgras.[3] A síndrome de Capgras é um distúrbio psiquiátrico que faz as pessoas pensarem que seus entes queridos são impostores ou foram substituídos por sósias idênticos. Os pacientes de Capgras ficam furiosos com pessoas que conhecem bem porque, de repente, elas parecem seres estranhos e maldosos. Mitch pode não ter achado que Elizabeth era uma sósia idêntica, mas achava que ela era uma impostora que fingia ser sua esposa.

Nos pacientes com Capgras, as partes do cérebro responsáveis por identificar as pessoas estão em conflito. Quando alguém saudável vê a mãe, o reconhecimento da "Mãe" parece ser algo único, embora na realidade seja resultado de várias regiões ou subcomitês do cérebro trabalhando juntos para criar uma imagem da "Mãe". Não ficamos a par dessas atividades inconscientes; simplesmente sentimos um aglomerado neural unificado que entendemos como sendo a "Mãe". Mas nos pacientes com Capgras, o sistema visual confirma que alguém *parece* ser a mãe, enquanto o sistema emocional discorda porque eles não *sentem* que a pessoa é a Mãe.[4] Para dar sentido a essas mensagens conflitantes, o intérprete "sequestrado" do hemisfério esquerdo do cérebro entra em cena no intuito de criar uma história coerente — por exemplo, essa pessoa deve ser uma impostora. E como não estamos cientes dessas mensagens heterogêneas, ficamos apenas com as respostas do intérprete.

De maneira semelhante, pacientes que se sentem ansiosos ou com medo devido à perda de memória ou à confusão mental vão inventar explicações para a sua desorientação. Vão culpar o ajudante por ter perdido a carteira ou insistir que as pessoas estão conspirando contra eles. Quando sentem uma discordância interna, sua mente inconsciente procura um motivo externo, que dá forma à paranoia deles. Então, quando Mitch era confrontado com provas de que Elizabeth era sua esposa, o que contradizia a sua impressão de que ela era outra pessoa, o intérprete do hemisfério esquerdo dele encontrava explicações para essas provas — por exemplo, que tinham sido plantadas no seu apartamento.

Esse é, em parte, o motivo por que tantos pacientes são hábeis em inventar respostas rápidas (embora erradas) e racionalizações para suas visões distorcidas. Sinais confusos podem ser a patologia, mas a propensão da mente a criar narrativas verossímeis é demasiado humana.

Em um estudo de 1962, que certamente hoje em dia seria considerado antiético, Stanley Schachter e Jerry Singer aplicaram epinefrina em suas cobaias.[5] A epinefrina, um hormônio sintético que estreita os vasos sanguíneos, pode causar ansiedade, tremores e transpiração. Alguns participantes foram informados de que tinham tomado uma vitamina que não causava efeitos colaterais. Aos outros participantes foi dito que o comprimido poderia causar taquicardia, tremores e rubor na pele. Aqueles que sabiam dos possíveis efeitos colaterais logo atribuíram o seu desconforto à substância. Os que desconheciam os possíveis efeitos colaterais sentiram uma agitação e culparam o ambiente onde estavam, cogitando até que os outros participantes fossem os responsáveis.

É notório que temos uma tendência a encontrar razões para o que nos perturba, em vez de ficarmos no escuro. Essa necessidade de determinar causa e efeito é mais uma função do intérprete do hemisfério esquerdo do cérebro, que se manifesta de várias maneiras. Por exemplo, atribuímos razões para os nossos sentimentos, embora muitas vezes não saibamos a verdadeira causa deles. Distorcemos fatos, defendemos equívocos e optamos por acreditar no que quer que faça sentido em relação ao que está acontecendo à nossa volta.

Infelizmente, cuidadoras como Elizabeth têm de lidar com pessoas que são ao mesmo tempo lúcidas e confusas, debilitadas mas estranhamente ágeis, que são elas mesmas e, ao mesmo tempo, não são. E, assim como seus pacientes, tais cuidadores não aceitam essa confusão sem fazer nada. Afinal, a mente saudável também abomina inconsistências, contradições e ambiguidades, que, claro, é o que os distúrbios de demência lhes apresentam o tempo todo. Na prática, paciente e cuidador estão presos numa batalha entre intérpretes do hemisfério esquerdo do cérebro, cada um determinado a se defender do caos que o outro representa.

Naturalmente, o custo para o cuidador pode ser significativo, sobretudo durante os estágios iniciais da demência, quando os pacientes lançam mão de recursos cognitivos surpreendentes. Durante uma das suas "batalhas" noturnas, Mitch cumpriu a ameaça de chamar a polícia. Discou 911 e afirmou que havia uma mulher estranha no seu apartamento. Elizabeth, nesse meio-tempo, pegou outro aparelho de telefone e sussurrou insistentemente que o seu marido tinha demência e que a polícia não precisava desperdiçar seu tempo. Contudo, vinte minutos depois dois polícias chegaram e se depararam com Mitch enfurecido e Elizabeth aos prantos. Nesse momento, algo totalmente inesperado aconteceu.

"O Mitch voltou a ser o Mitch", contou-me Elizabeth.

"Como assim?", perguntei.

"Ele de repente se lembrou de mim e, como se não houvesse nada de errado, ofereceu uma cerveja aos policiais. Chegou até a perguntar se eles podiam ficar um pouco ali. É claro que eles disseram que tinham que ir embora."

"Então, eles não fizeram nada?"

"Bem, disseram a Mitch que eu era a sua esposa, para ele manter a calma e tal."

"E Mitch fez o quê?"

"Ele simplesmente respondeu: 'Sem problema. Fico contente por terem vindo'. E depois que eles saíram ele ficou bem. Até me perguntou se eu queria sair pra jantar, embora tivéssemos comido duas horas antes."

Depois que a polícia foi embora, Elizabeth se deu conta de que a agitação social fazia Mitch se lembrar de quem ela era. A interação humana tinha eliminado a inquietação do seu corpo e o caos da sua mente (deixando, assim, o intérprete do hemisfério esquerdo do cérebro sem nenhuma ameaça para interpretar). E como Mitch parecia reconhecê-la quando havia gente em volta, os amigos do casal custaram a entender o que Elizabeth estava passando. Isso, por sua vez, fez com que ela se preocupasse que as pessoas achassem que ela estava superdimensionando a demência do marido, já que ele parecia tão normal em grupo.

Em um dos nossos primeiros encontros, Elizabeth se lembrou de um confronto particularmente angustiante. Em vez de expulsá-la, Mitch de repente relaxou e ligou a TV. Zapeou os canais, mas parou nos créditos iniciais de *Doutor Jivago* e, ao ouvir "Lara's Theme", pegou na mão dela.

"Imagina", ela me disse, "ficamos ali de mãos dadas."

Visualizei-os juntos, sentados num sofá, enquanto a música romântica preenchia o ambiente — uma cena que seria comovente se eu não levasse em conta o que esses momentos provocavam nela.

"Eu era como uma mulher vítima de abuso", ela me disse, "sempre apreensiva. Eu nunca sabia qual faceta dele viria à tona."

Era a perpetuação do Mitch gentil que a desequilibrava. Porque, junto do homem que não a reconhecia, estava o homem que talvez fizesse cafuné em sua cabeça e perguntasse como ela conseguia aturá-lo. Junto do homem que a empurrava porta afora, estava o homem que fez um vídeo para as bodas deles, no qual confessava o quão perdido estaria sem ela. Se este Mitch não existisse — se Elizabeth tivesse que lidar somente com o Mitch delirante —, o intérprete do hemisfério esquerdo do cérebro dela não teria tanta coisa para enfrentar. Mas, em vez disso, seu cérebro era atormentado por incoerências e incertezas.

Quando pensamos no Alzheimer, geralmente pensamos que ele apaga o eu. Mas o que acontece na maioria dos casos é que o eu se divide em diferentes eus; alguns deles reconhecemos, outros, não. Assim como a memória, como formulou a filósofa Patricia Churchland, o eu não é "questão de tudo ou nada".[6] Em vez disso, a nossa concepção de nós mesmos está distribuída por todo o cérebro, tornando o Alzheimer mais complicado do que em geral se imagina. Se o eu, de certa forma, *já é* fragmentado, a sua corrosão gradual pode passar despercebida por trás do vaivém da personalidade habitual de uma pessoa. Os casos, é claro, variam. Muitas vezes, o Alzheimer não descarta o eu tanto quanto exibe partes dele.

Os filósofos sempre discordaram sobre o que torna o eu coerente de um instante a outro, e a maioria deles pondera sobre a questão com certo distanciamento. Os cuidadores não têm esse luxo; a questão da identidade do seu ente querido os afeta existencialmente. De quem é a mão que estão segurando? O que, por exemplo, faz Mitch ser "Mitch" quando ele passa de legal a mau, de alguém que reconhece a esposa a alguém que a vê como uma intrusa? A questão da identidade implicada nos distúrbios de demência também apresenta um problema ético. Devemos, por exemplo, aprovar um procedimento médico que um paciente não teria aceitado no passado, mas que no presente é incapaz de compreender ou de tomar uma decisão a esse respeito?

Algumas décadas atrás, o filósofo Derek Parfit desenvolveu um experimento mental no qual as células de uma pessoa foram gradualmente substituídas pelas células de outra pessoa. Em que momento, ele perguntou, um eu termina e outro começa? Quando de fato registramos a natureza mutável e amorfa do eu, vemos que não há um "treco" mágico ou uma essência mágica que defina claramente uma pessoa. Para um filósofo como Parfit, a questão não diz respeito ao momento em que Mitch deixa de ser Mitch, porque, para começar, nunca existiu um Mitch "real". Os filósofos podem se preocupar com a verdade, com o que, em termos lógicos, pode e não pode compor a identidade, mas as nossas mentes têm prioridades mais urgentes, a saber, manter uma conexão com outras pessoas.

Para Elizabeth, Mitch ainda era Mitch. A identidade de um ente querido não é algo que evapora quando há uma mudança. Uma razão para isso pode ser a nossa crença inconsciente naquilo a que o psicólogo Paul Bloom se refere como o "eu essencial".[7] No início do nosso crescimento, atribuímos às outras pessoas um "eu profundo" permanente.[8] E embora o nosso entendimento sobre as pessoas se torne mais complexo à medida que crescemos, a nossa crença num eu "verdadeiro" ou "real" persiste.*

* Quando falo de uma intuição sobre o "eu verdadeiro", não estou sugerindo que seja uma falha do pensamento. Estou simplesmente apontando que essas intuições muitas vezes influenciam a forma como vemos e reagimos às pessoas com demência. [N.A.]

Quando filósofos experimentais, interessados em como definimos o eu,[9] pediram que participantes considerassem o que acontece quando um hipotético transplante de cérebro afeta as aptidões físicas, o conjunto de habilidades, a inteligência, a personalidade e a memória de um sujeito, a maioria dos participantes continuou acreditando que o "eu verdadeiro" do sujeito permaneceria intacto. Apenas nos casos em que o sujeito começasse a se comportar de formas moralmente atípicas — roubando, assassinando, baixando pornografia infantil no computador ou se envolvendo em outros atos abomináveis — é que os participantes concluíram que o "eu verdadeiro" fora radicalmente alterado.

Bloom explica que sentimos as coisas dessa forma porque somos mais propensos a associar as características "boas" das pessoas ao seu eu verdadeiro — "boas", é claro, de acordo com os nossos próprios valores.[10] Nesse sentido, o eu "verdadeiro" de outra pessoa é uma extensão daquilo que nos é caro. Então, se o eu essencial é intuitivamente equiparado ao eu moral, os problemas cognitivos resultantes da demência podem parecer periféricos. Uma mudança na personalidade, portanto, pode não parecer "profunda o suficiente" para redefinir um marido ou um pai. A razão pela qual Elizabeth continuava a discutir com Mitch era que ela estava apelando ao "verdadeiro" Mitch, o "bom" Mitch, aquele que "ainda estava ali dentro", aquele que, no passado, teria lhe ajudado.

Para os cuidadores, a ideia de um "eu verdadeiro" pode ser uma faca de dois gumes. Se, por um lado, nos encoraja a discutir com entes queridos e aflitos na esperança de abrir caminho para o seu "eu verdadeiro", isso também pode ser uma fonte de muita frustração. Se, por outro lado, começarmos a duvidar da existência de um eu essencial, como podemos ter consideração pela pessoa de quem estamos cuidando? Por quem estamos sofrendo e nos sacrificando?

Ver uma continuidade nas pessoas é absolutamente natural e, seja ela verdadeira ou não, a ideia de um eu essencial tem aplicações valiosas e inclusive práticas. Se não fôssemos levados a acreditar que outras pessoas têm um eu essencial, seria muito fácil nos desligarmos da família e dos amigos. Isso é ainda mais verdadeiro se alguém próximo a nós sofre um traumatismo craniano ou desenvolve um transtorno cerebral. E mesmo quando pacientes em estágios avançados de demência já não reconhecem a família — ou até a si mesmos — os cuidadores mantêm um sentimento inabalável de que eles ainda estão ali, de que, apesar de tudo, continuam sendo a "Mãe" e o "Pai".

E o que dizer sobre alguém que muda para melhor?

Conversei com uma mulher que era casada com um homem ríspido, mal-humorado e mesquinho. Insatisfeito o tempo todo, ele pressupunha o pior das pessoas e tratava-as de acordo. Porém, quando ele desenvolveu demência frontotemporal, seu humor melhorou. Passou a ser carinhoso com a esposa em público, ao mesmo tempo agradando-a e embaraçando-a. Passou a conversar e a brincar com os porteiros, que antes ignorava ou criticava. Com a memória comprometida, ele parou de trabalhar, mas também parou de guardar rancores, e qualquer coisa que o incomodasse era logo esquecida.

Não costumo ouvir esse tipo de história mas, quando ouço, fico feliz pelos cuidadores cuja relação, em que pesem todas as dificuldades, se torna de algum modo mais fácil. No entanto, perguntei-me o que essa mulher sentia quando caminhava, conversava e dormia com o marido. Alguma vez sentiu que tomava café da manhã com um estranho simpático? É mais provável que ela sentisse que estava tomando café da manhã com seu marido recém-simpático. A nossa natureza essencialista é tão profunda que é quase absurdo pensar nessa situação dela de outra maneira.

O intérprete do hemisfério esquerdo do cérebro descarta anomalias e esquisitices e cria continuidade mesmo quando os fatos não a sustentam. Ao contrário das vítimas da síndrome de Capgras, que veem uma pessoa familiar, mas emocionalmente registram um estranho, o resto de nós parece determinado a fazer vista grossa para a crescente estranheza de nossos entes queridos e a continuar a enxergar um eu essencial.

Hoje em dia, Mitch está muito mais calmo — o seu estado confuso diminuiu junto com a sua capacidade cognitiva —, e Elizabeth também está mais calma. Mesmo assim, no nosso último encontro, Elizabeth me contou que de vez em quando ele ainda fica contrariado. Uma vez Mitch estava pintando um livro de colorir, algo que antes consideraria aquém de suas capacidades, quando olhou para cima e disse: "Acho que tem algo errado comigo".

"Bem, querido", Elizabeth respondeu gentilmente, "você tem algo que se chama Alzheimer, e está tudo bem, estou aqui com você."

Mitch franziu a testa. "Não, não é isso. Eu não tenho isso. Por que você diz uma coisa dessas?"

Elizabeth retirou imediatamente a declaração. "Fiquei me sentindo péssima por tê-lo deixado agitado daquele jeito", ela me disse.

"É difícil resistir", comentei. "Explicando a causa, você estava tentando autorizar o seu marido a se sentir confuso."

"Sim," ela disse, "isso é verdade. Mas você está me dando muito crédito. Eu só queria que ele *entendesse*, para que *ambos* soubéssemos. Para que pudéssemos viver isso juntos."

Concordei. Por um momento, ela pensou ter vislumbrado o velho Mitch, o verdadeiro Mitch, então se abriu com ele, como fazia no passado, pensando que ele entenderia. Mas o momento passou, e ela se repreendeu por ter esquecido as lições que a doença lhe ensinara. Enquanto falava sobre isso, seus olhos começaram a marejar, e pensei que ela ia reconhecer, como fazem tantos cuidadores, como era difícil e solitário cuidar do marido, que havia uma parte dela que queria que tudo acabasse.

O que ela disse me pegou de surpresa.

"Sabe, de certa forma sou muito grata por esta experiência. Não me entenda mal, é uma doença terrível e não a desejaria a ninguém. Mas aprendi muito sobre mim mesma. Aprendi sobre as minhas limitações, e acho que aprendi que posso sobreviver. Tenho mais paciência do que pensava. Não esperava por isso, mas descobri que ainda existe amor, e que o amor não desaparece. O Alzheimer não o leva embora. Por isso me sinto grata."

Fiquei comovida, como tantas vezes fico quando ouço sobre os aspectos redentores de ser um cuidador. Depois, surpreendi-me ao acrescentar que ela provavelmente tinha se sentido bem diferente nos estágios iniciais da doença.

"Ah, meu Deus, com certeza", disse.

Depois que ela saiu, perguntei-me por que a tinha feito lembrar daqueles dias sofridos em que ficava sentada no corredor fora do seu apartamento, furiosa e devastada porque Mitch não a reconhecia. Percebi que tinha vindo de um ímpeto de proteção, deslocado, em relação a ela. Aparentemente, eu ainda estava presa ao seu sofrimento. Sabendo de tudo o que ela tinha passado, eu não estava pronta para livrar a cara do Alzheimer. A doença não merecia a sua tolerância ou gratidão. De certa forma, eu estava tentando enquadrar a minha própria percepção de quem ela era. Afinal, a mulher segura de si que acabara de sair do meu escritório não era mais a mulher que tinha sido expulsa da sua própria casa.

Segundo Kahneman, de fato existem duas Elizabeths diferentes: a pessoa que passou por um acontecimento e a pessoa que o recorda, e cada uma mede a dor de forma distinta.

O "eu que vive a experiência" é, claro, transitório;[11] o "eu que recorda" persiste, continua a modular a experiência (no modo intérprete do hemisfério esquerdo do cérebro), construindo uma narrativa mais organizada e coerente. Os primeiros dias de cuidadora de Elizabeth e o comportamento inconveniente de Mitch agora estavam sendo suavizados pelo eu dela que recorda. Isso permitiu a Elizabeth dar aos acontecimentos um significado que não existia para o eu que vivera a experiência.

Os dois eus de Kahneman podem fazer com que entrevistar cuidadores seja algo complicado. As pessoas ativamente envolvidas no ato de cuidar podem não ter tempo nem disposição para falar comigo, enquanto aquelas que já acabaram de cuidar muitas vezes têm dificuldade de recordar os detalhes dos eventos dolorosos que viveram. Quando cuidadores veteranos se sentam para conversar, parecem mais interessados em transmitir as lições importantes que aprenderam do que em recordar o que de fato aconteceu e como se sentiram. Eles não estão deliberadamente bloqueando os fatos; o que ocorre é só que, uma vez que a turbulência emocional diminuiu, o eu que recorda assume o controle, tecendo lições redentoras numa narrativa mais linear e compreensível.

Voltando para casa depois de encontrar Elizabeth pela última vez, continuei matutando sobre a minha preocupação com a Elizabeth "que vive a experiência" que conheci da primeira vez, e não sobre a mulher resiliente que ela se tornara. E ocorreu-me que a minha resistência à ideia de satisfação de Elizabeth era a mesma resistência que sentia ao final de uma das minhas peças favoritas, *Tio Vânia*, de Tchékhov.[12] Na cena final, Sônia e Vânia sofrem por amor não correspondido e sentem pontadas de remorso. Nessa altura, Tio Vânia já tinha percebido que seu mentor, o professor Serebriakóv, a quem servira fielmente por tantos anos, era um charlatão, indigno de seu afeto e de sua lealdade.

Ao som dos grilos, Vânia e Sônia voltam ao trabalho, refugiando-se nas minúcias que definiram e depauperaram suas vidas. Depois de um tempinho, Vânia tira os olhos dos papéis de Serebriakóv e admite que está muito desanimado. Mas, em vez de a peça terminar numa nota discreta de resignação, Sônia faz um discurso histericamente esperançoso: "Nós vamos nos alegrar e vamos recordar os nossos desgostos de hoje com carinho, com um sorriso, e vamos descansar. Eu acredito, tio, eu acredito com fervor, com paixão... [...] Nós vamos descansar... Nós vamos descansar!".

Essa explosão me soava falsa. Os personagens de Tchékhov têm bons motivos para sofrer. Então, por que injetar uma esperança implausível no final?

Ocorreu-me então que Tchékhov simplesmente entendeu que, embora possamos suportar o mais doloroso desgosto ou a mais terrível decepção, não podemos viver pensando que essas experiências não têm sentido. Sônia, na verdade, é como muitos cuidadores que olham para as suas dificuldades com um "sentimento de ternura", curando-se ao reconfigurar uma experiência penosa. Quando Elizabeth pensava sobre as turbulências que tinha suportado, sentia que elas, sobretudo, tinham fortalecido o seu amor por Mitch.

Os distúrbios demenciais podem provocar caos, devastação e perda, mas a mente não deixa de ter as suas defesas. Ela continua tecendo uma narrativa que dá significado, mesmo a acontecimentos que ameaçam enfraquecer partes essenciais de nossos entes queridos e de nós mesmos.

5.
O CEO insistente e persistente
Por que achamos que os pacientes ainda podem ter autoconsciência

Durante a infância no bairro de Red Hook, no Brooklyn, Lani Falco tinha medo de ir para casa. Preferia o movimento das ruas — as docas, onde homens vestindo roupa de trabalho caminhavam para lá e para cá; ou os degraus na entrada das casas enfileiradas, onde mulheres estridentes com bobes no cabelo fofocavam e fumavam; ou as esquinas onde um grupo de homens ficava conversando e gesticulando, calando-se toda vez que ela se aproximava. Embora nada de mais acontecesse, ela tinha pelo menos a sensação de que algo *poderia* acontecer. Mas nos quatro cômodos do projeto de habitação federal que compartilhava com a mãe, duas irmãs mais novas e um irmão autista, ela não esperava nada além de barulho. Sua mãe, Tina — estressada e aturdida —, só aumentava a algazarra da qual Lani, desesperada, queria escapar.

Aos dezoito anos, foi exatamente o que ela fez. Arranjou um emprego como atendente de bar perto do Tribunal do Brooklyn. Não era um bar de yuppies, mas um refúgio do bairro, onde ela papeava com vigaristas e bandidos, e também com advogados poderosos, juízes e jornalistas. Para Lani, o bar era um lugar mágico onde a moeda de troca não era o dinheiro nem o poder, mas as histórias. Todas as noites, via as pessoas chegando e previa a performance que estava prestes a começar; raramente se desapontava. Trabalhando no bar, recebia notícias do mundo; em Red Hook, as notícias eram sempre as mesmas.

Conheci Lani no outono de 2016. Embora tivéssemos falado algumas vezes por telefone, eu não esperava os longos cabelos ruivos e ondulados ou o vestido vintage esvoaçante e as botas de caubói. Encontramo-nos na padaria que ela frequentava e, conforme prometido, ela estava com uma flor no cabelo. Quando a vi e me aproximei, pulou, me deu um forte abraço e insistiu que eu provasse seu biscoito de amêndoa. Em um minuto já deu para perceber que Lani era uma mistura agradável de simpatia com franqueza. Rápida, inteligente e autodidata, pegava um livro sempre que tinha um tempo livre, qualquer livro, desde que fosse sério: ciências sociais, história, biografia e, especialmente, filosofia.

Aos domingos, Lani visitava a mãe. Tina tinha desenvolvido Alzheimer havia dois anos e, apesar de suas objeções, Lani conseguiu contratar uma assistente que pernoitava, uma mulher jamaicana competente, chamada Amoy. Tina se revezava entre ficar magoada com Amoy, contar com ela e esquecer que ela existia. Estava se tornando cada vez mais cabeça-dura à medida que a doença progredia, e Lani não gostava muito de visitá-la. Mesmo assim, todo domingo voltava a Red Hook.

Quando Tina foi diagnosticada, Lani começou a pesquisar sobre a doença. Leu tudo o que pôde, inclusive uma boa quantidade de literatura médica. Então, quando brigava com Tina, tinha consciência de que "não estava brigando com alguém do seu tamanho".

"O que você precisa saber sobre a minha mãe", ela me disse naquele dia na padaria, "é que ela sempre escolhe o caminho mais idiota, difícil e sem pé nem cabeça, depois o defende e sofre as consequências."

Eram os passos desse caminho que entristeciam e frustravam Lani. Tina era uma filha da Grande Depressão que perdeu a mãe aos dez anos e foi obrigada a cuidar dos irmãos, enquanto o pai, que era pedreiro, fazia todo o possível para colocar comida na mesa. A vida era dura, e seus irmãos ressentiam-se de que Tina os supervisionasse. Pouco depois de terminar de criá-los, ela teve seus próprios filhos.

O pai de Lani era um homem decente, religioso e sem imaginação. Ele lia a Bíblia, não gostava de socializar e fazia longas jornadas de trabalho. Ele tinha sido administrador nas docas, lidando com documentos para embarque marítimo e transferências de carga. À medida que crescia, Lani notava que a paixão que talvez tivesse levado seus pais a se casarem já se dissipara havia muito tempo. Quando Lani tinha dezesseis anos, seu pai sofreu um derrame hemorrágico e morreu alguns dias depois. E Tina, que sempre fora ansiosa, passou a se concentrar apenas em manter as contas em dia.

Mesmo quando criança, Lani ficava perturbada com a recusa da mãe em admitir a realidade. Tina recusava ajuda e raramente dormia, e quanto mais exausta ficava, mais responsabilidades assumia para si mesma — o tempo todo negando que havia algo de errado. Depois, quando Lani insistiu que ela procurasse um terapeuta, Tina fez troça. O estresse só a tornava mais determinada a passar por cima de tudo. Mas a exaustão resultante a levava a fazer más escolhas, até mesmo em relação aos cuidados médicos para o seu filho autista.

O Alzheimer distorceu ainda mais a situação, e para Tina o diagnóstico se tornou mais um item a ser superado de maneira obstinada. Diariamente, ela organizava e reorganizava a cozinha, tirando os utensílios de um lugar, guardando-os em outro, e depois esquecendo o que tinha feito. E quando não conseguia encontrar algo, culpava Amoy. Às vezes, convencida de que seu filho, Bobby, que ainda morava com ela, queria um sanduíche de queijo e tomate, começava a prepará-lo, esquecia o que estava fazendo e começava outro. Quando Lani chegava em casa, podia encontrar a mãe exausta e desorientada, com dez ou doze sanduíches inacabados espalhados pela cozinha.

Lani, naturalmente, implorava para que a mãe parasse e relaxasse, mas Tina não sabia como. Seu hábito de controlar o caos da vida foi virando um frenesi à medida que o Alzheimer piorava. Ela era uma mulher, segundo Lani me contou, que exigia controle total, mas que agora era constantemente lembrada de que não tinha nenhum. Uma mulher que sempre precisou estar certa de repente se via lidando com uma doença que a fazia se sentir um fracasso.

Sentir compaixão por Tina, no entanto, não ajudava Lani a lidar com os sintomas da mãe. Propensa à desidratação, Tina deveria beber quatro ou cinco copos d'água por dia, mas quando Amoy tentava lhe dar um copo, a enxotava. Ela se recusava a fazer quase tudo o que Amoy propunha, pois significaria ceder ou perder o controle. Isso fazia com que Lani muitas vezes recebesse ligações desesperadas de Amoy no meio da noite, do pronto-socorro, quando Tina era internada com desidratação.

Não adiantava falar com ela sobre nada disso. Ficava magoada, como se fosse a vítima de uma grande injustiça. Quando pediam-lhe para mudar seu comportamento e ouvir Amoy, Tina fazia que sim com a cabeça, mas não se comprometia. A mesma passividade que Lani sempre vira continuava depois do diagnóstico de Tina. Quaisquer coisas de que Lani a acusasse, quaisquer opiniões que expressasse, quaisquer ajudas que oferecesse eram sempre recebidas com a mesma indiferença.

Se Lani dissesse, como às vezes dizia, "Como você não ouve, estou perdendo dinheiro. Estou sempre aqui em vez de trabalhar", sua mãe simplesmente olhava para algum ponto distante e resmungava: "Se ela tivesse um emprego de escritório normal, estaria muito melhor. Mas não, escolheu fazer carreira servindo drinques".

Em geral, Lani ignorava esses comentários, mas uma vez perdeu a paciência: "Cacete, mãe, o que essa merda tem a ver com qualquer coisa?".

A isso, sua mãe respondeu calmamente: "Está bem, Lani. Você sabe tudo, sempre foi assim".

Ao me contar isso, Lani começou a rir. Tina tinha conseguido desviar a crítica de si mesma e redirecioná-la para a filha. E funcionou. Em vez de assustar Tina, Lani conseguiu apenas se espantar consigo própria. Embora as críticas da mãe não a incomodassem antes, agora a afetavam.

Cinco anos antes, Lani iniciara um negócio de restauração de móveis antigos, mas, assim que sua nova carreira começou a decolar, Tina foi diagnosticada e logo exigiu toda a atenção e a energia que deveriam ter se voltado para a loja. Cuidar de Tina, intervir na relação dela com Amoy e esperar ansiosamente o telefone tocar sugava todas as energias de Lani.

Cada discussão, cada ida não planejada para casa, cada visita pavorosa ao pronto-socorro a fazia sentir como se sua vida — e sua mente — estivesse se esvaindo. Ela sentia que progressivamente estava espelhando os problemas cognitivos da mãe: seu esquecimento, sua incapacidade de se concentrar, sua falta de bom senso.

"Sou uma pessoa egoísta", Lani me disse no nosso segundo encontro. Ela tinha ido ao meu consultório num fim de tarde, levando um pão que fizera. Depois de cortarmos algumas fatias, comentou: "Eu não quero ser uma mártir. Se eu deixar que ela controle a minha vida, nunca vou me perdoar".

Eu concordei, mas percebi que o sentido dessa fala era que ela não queria virar a mãe — não só a Tina atual, mas a Tina da sua infância, uma mulher tão embotada pelo fardo de ser esposa e mãe que não tinha curiosidade, energia ou força vital para fazer parte do mundo. E que era esse medo que de vez em quando fazia Lani partir para o ataque. Tinha começado a arrumar brigas com Tina, provocando-a mesmo quando ela estava cochilando ou sem fazer nada, momentos tranquilos que Lani costumava apreciar.

"Por que você acha que faz isso?", perguntei.

"Sou tinhosa, só isso", ela disse. Depois pensou um pouco mais. "Não sei, talvez seja porque é uma forma de me separar da vida da mamãe."

Até então, esses insights de Lani não me surpreendiam.

"Vou lhe contar o que fiz outro dia", disse. "Acordei-a num sobressalto e disse pela centésima vez que ela tinha que ouvir a Amoy, que eu queria que ela estivesse segura. Aí ela falou que os médicos disseram que ela estava bem. *Disso* ela se lembra. Então eu falei que os médicos estavam apenas sendo gentis, que eles queriam que ela se sentisse bem. E brinquei: 'Por sorte você tem a mim'. Sabe, ela riu disso. Eu deveria ter parado ali, mas claro que continuei cutucando. E disse ainda: 'Lembra o que *mais* eles falaram? Disseram que você está perigosamente desidratada, o que significa que você tem que beber água quando a Amoy lhe oferecer. Você tem que ouvi-la'."

Ela fez uma pausa, como se estivesse lembrando.

"E depois o que aconteceu?", perguntei.

"Ah, o de sempre. Quando ela fica encurralada e percebe que não tem mais desculpas, ela se faz de vítima e começa a choramingar. 'Você não faz ideia de como é', ela diz. E eu digo algo do tipo 'O que eu sei é que você precisa de ajuda' — o que a deixa com raiva e ela me diz no seu tom superior de sempre que eu não faço ideia, que eu não sei de nada, que eu só fico dizendo às pessoas o que elas devem fazer."

Enquanto Lani falava, senti que sua frustração aumentava.

"De qualquer forma, dessa vez eu não consegui mais aguentar", ela disse. "Já bastava. Então gritei na cara dela: 'Não, *você* é que não faz ideia! Você tem demência! Você quer que todo mundo sofra porque não consegue aceitar que tem um problema. Lembra quantas vezes fomos ao pronto-socorro só porque você não ouviu?'. E sabe o que minha mãe respondeu? Ela olhou para algum lugar distante e repetiu o de sempre: 'Claro, claro. Você sabe tudo, sempre foi assim'."

Para alguém de fora, essa conversa pode parecer cruel. Por que confrontar Tina com seu próprio desamparo? Porém, cuidadores frustrados muitas vezes refutam as ilusões de independência dos pacientes, não só porque sentem raiva, mas também porque uma parte deles acredita que o paciente ainda tem algum controle. Ao exigir que Tina cedesse o controle, Lani iludia-se pensando que sua mãe tinha consciência suficiente para saber o que estava acontecendo com ela. É uma suposição que a nossa própria consciência nos inculca.

A consciência pode ser o prêmio máximo da loteria da evolução, permitindo que a gente se adapte e mude quando o nosso ambiente muda, mas ela também é bem capaz de se ludibriar. Como explica Michael Gazzaniga em *Who's in Charge? Free Will and the Science of the Brain* [Quem está no comando? Livre-arbítrio e a ciência do cérebro], a consciência nos seres humanos é acompanhada pela intuição de que temos volição e livre-arbítrio.[1] E essa intuição é continuamente reforçada pela história que a consciência inventa, segundo a qual ela é responsável por todas as nossas ações. É por isso que pessoas que perderam o controle continuam agindo como se ainda o tivessem.

O neurocientista David Eagleman leva essa avaliação um passo à frente, comparando a consciência ao CEO de uma grande empresa,[2] que acredita estar administrando as coisas, mas muitas vezes não tem ideia do que está acontecendo ou do que é de fato necessário para fazer a empresa funcionar sem sobressaltos. Como os CEOs que se dão o crédito pelo desempenho da empresa, a consciência presume que é a orquestradora de pensamentos e ações, mesmo que continue inteiramente por fora da enorme contribuição inconsciente daquilo que Eagleman chama de "subcomitês" variados do cérebro. Embora boa parte das decisões que tomamos derive do processamento automático e inconsciente do Sistema 1 de Kahneman, é o "CEO", ou Sistema 2, que insiste que está no comando. O que faz sentido, já que *deve* parecer que pensamentos e ações vêm do encarregado "Eu" consciente.

Em 1983, o neurocientista Benjamin Libet mediu o papel da consciência no comportamento.[3] Ele pôs eletrodos na cabeça dos participantes e os instruiu a levantar o dedo quando tivessem vontade. Aconteceu uma coisa curiosa: o eletroencefalograma registrou que os participantes se sentiam motivados a levantar o dedo antes de terem consciência da sua vontade de fazê-lo. Em outras palavras, as subunidades inconscientes do cérebro tomam decisões antes de estarmos de fato cientes delas. A consciência pode parecer estar no comando mas, às vezes, está apenas se atualizando sobre o que o nosso sistema inconsciente já decidiu.*

A sensação de que controlamos o nosso comportamento se alinha com a percepção geral de que a intenção precede a ação. Mas será que precede? O psicólogo social Daniel M. Wegner, entre outros, sustenta que a sensação de que a disposição para fazer algo é consciente é "o melhor truque da mente".[4] Num experimento bem conhecido, cientistas tentaram medir até que ponto as pessoas pensam que controlam o comportamento delas próprias.[5] Os participantes se sentaram em frente a uma tela com as mãos estendidas. Foi dito a eles que, quando a tela

---

* A medição empírica da consciência ainda está em fase inicial e o debate sobre as conclusões tiradas dessas experiências está longe de acabar. As minhas referências a essas experiências não afirmam nem desmentem o papel da "consciência", do "livre-arbítrio" ou do "autocontrole". E, enquanto alguns pesquisadores acreditam que a consciência por si só é uma ilusão, outros (entre eles Libet) discordam. O meu objetivo aqui é revelar como a mente tende a se enxergar, em vez de fazer quaisquer afirmações definitivas *sobre* a mente. [N.A.]

ficasse vermelha, deveriam escolher uma mão para levantar, a direita ou a esquerda, mas que não a levantassem até a tela ficar verde. Depois de ficar vermelha, a tela ficou amarela, e depois verde, momento em que os participantes ergueram a mão que tinham escolhido.

Depois os participantes receberam as mesmas instruções, mas, dessa vez, quando a tela ficou amarela, uma estimulação magnética transcraniana enviou uma vibração magnética para o lado esquerdo ou direito do córtex motor, o que levou os participantes a darem preferência a uma mão e não à outra. No entanto, os participantes relataram que tinham escolhido a mão que levantaram. Em outras palavras, a consciência é tão ávida por controle que se sente responsável por decisões que não toma.

Essa superestimação do papel da consciência se aplica não só a pequenas decisões, mas também a decisões que têm consequências na vida real. Quando juízes, por exemplo, justificam os seus veredictos,[6] acreditam que as suas deliberações provêm de argumentações morais ou de análises jurídicas objetivas. Se informados de que sinais de fome, preconceitos raciais implícitos, rabugices ou a falibilidade humana de um modo geral desempenham um papel nas suas decisões (e com frequência resultam em veredictos mais conservadores e punitivos), eles indubitável e veementemente contestariam essa acusação.

A consciência pode ser a última a saber por que agimos de certas maneiras, mas é a primeira a reivindicar o crédito. Além disso ela é "dispendiosa", afinal, conforme mencionado anteriormente, os processos conscientes usam mais energia do que os processos inconscientes. No entanto, assim como o CEO de uma grande empresa, trata-se de uma despesa essencial, pois, apesar de suas falhas, a consciência tem uma função crucial na mediação de conflitos entre os nossos processos inconscientes.[7] Sem ela, não teríamos flexibilidade cognitiva,[8] uma vez que a consciência não estaria presente para intervir quando as coisas corressem mal.

No "cérebro saudável", o CEO pode relaxar, deixando alegremente os processos inconscientes fazerem a maior parte do trabalho. Mas no cérebro que está começando a enguiçar, a analogia do CEO de Eagleman fica mais aguda. Apesar das falhas e perdas de memória, o CEO não se demite de repente. Ele continua garantindo a todos, especialmente a si próprio, que ainda está no comando. E, como um típico CEO, culpa os outros pelo que dá errado.

Para quem sofre de um distúrbio de demência, em geral os seus problemas são culpa de outra pessoa. Se uma das funções da consciência é interferir quando surge um contratempo na percepção ou no reconhecimento, então o "CEO" do paciente com demência deve intervir mais e mais conforme os subcomitês do cérebro se tornam cada vez menos competentes. Então, quando os pacientes com demência colocam a chaleira no micro-ondas ou o sabão em pó no forno, o CEO é chamado para administrar os danos. Quando Tina, por exemplo, guardou as facas numa gaveta de forma que as lâminas ficavam perigosamente viradas para fora, foi porque "dessa forma posso ver o que tenho e se alguém pegou alguma coisa".

Os cuidadores, portanto, enfrentam um problema duplo: embora saibam o que a doença faz, muitas vezes acreditam que seus entes queridos continuam tendo controle, apesar das evidências contrárias. São essas evidências — os próprios sintomas — que convocam o CEO do paciente aturdido. Não eram as falhas nos sistemas zumbis de Tina que frustravam Lani; era o CEO intrometido que ficava rondando, racionalizando e culpando outras pessoas. E quanto mais o CEO de Tina geria de forma controladora e desviava do seu caos interior, mais fácil era para Tina e Lani calcularem mal o quanto a doença tinha avançado. Com certeza não ajudava que o CEO de Tina imitasse o seu estilo habitual de gestão ("Claro, Lani, você sabe tudo"). Tudo isso tornava mais fácil para Lani pensar que sua mãe ainda sabia o que estava fazendo.

Como seria mais simples a vida se o CEO do paciente tirasse seu time de campo em tempo hábil, reconhecendo que já não era capaz de funcionar de forma eficaz. Se isso acontecesse, a doença ficaria exposta. Mas como o CEO a encobre com comportamentos conhecidos, o cuidador é levado à ilusão de que o paciente tem autoconsciência. E essa ilusão é reforçada pelos momentos esporádicos de lucidez do paciente.

Quando Tina disse "Sei que, entre todas as pessoas, você não é alguém que vá dourar a pílula. Eu estou ficando louca?", Lani ficou com o coração partido vendo sua mãe tão vulnerável. Então, logo assegurou a Tina que ela não estava louca, tinha só "um traço de demência", e que ela, Lani, estava cuidando das coisas. Embora esses momentos de autoconsciência fossem esporádicos, faziam Lani pensar que, no fundo, sua mãe entendia a situação e estava simplesmente *escolhendo*, como sempre tinha feito, negar a realidade e tornar as coisas mais difíceis para todos à sua volta.

Além disso, a consciência não só é menos onisciente do que ela pensa, como também não é uma coisa só. O cérebro é composto, como mostrou Gazzaniga, de consciências múltiplas e localizadas.[9] Não há um único CEO, um só chefe que toma todas as decisões. (O CEO de Eagleman é, claro, apenas um dispositivo alegórico.) Se a consciência fosse somente uma entidade ou função, uma lesão grave ou uma enfermidade neurológica como o Alzheimer a destruiria. Mas a consciência é importante demais para ficar armazenada num único lugar. Em vez disso, ela fica distribuída em diferentes localidades, de modo que possui sistemas de apoio para protegê-la. Se a consciência existisse em um único local, todos os neurônios do cérebro teriam que estar sincronizados, e levaria mais tempo — e energia — para a informação chegar a esse destino.[10] O cérebro descentralizado é, portanto, mais seguro e mais eficiente.

Então, mesmo quando as pessoas são vítimas da demência, a consciência fica protegida. Além disso, o intérprete do hemisfério esquerdo do cérebro segue tecendo narrativas singulares que dão sentido às subunidades agitadas e concorrentes do cérebro. Os pacientes continuam a se enxergar como um eu unificado, e é esse eu, por mais debilitado que esteja, que um paciente apresenta ao mundo. Para Lani, Tina parecia uma pessoa que simplesmente escolhia quando reconhecer e quando negar a sua doença.

Lani, sendo Lani, já conhecia *Who's in Charge?*, de Michael Gazzaniga. Ela entendia por que a mente é propensa a se sentir no comando e que essa sensação é muitas vezes ilusória. Sabia que tendemos a superestimar o "eu" consciente, atribuindo-lhe uma volição que ele nem sempre possui. Ela também compreendia o fato de que um "eu profundo" poderia ser uma invenção ou, na melhor das hipóteses, um tipo de eu muito mais complexo e fragmentado.

Mas por mais que ela se envolvesse com essas ideias no nível intelectual, Lani, a pensadora, era diferente de Lani, a filha. Quando interagia com a mãe, tudo era possível. Com Alzheimer ou sem Alzheimer, ela não conseguia enxergar Tina como um córtex danificado ou um corpo sem uma mente atenta, e reagia à personalidade e às ações de Tina como sempre reagira.

"Tudo o que digo para a assistente não fazer", disse Lani arrependida, "eu mesma faço. Quando Amoy e eu falamos por telefone, digo a ela que discutir com a minha mãe é como discutir com o câncer. Não dá para dissuadi-la. Você está discutindo com uma máquina quebrada, não com uma mente. 'Não há nada ali', eu lhe digo. Mas aí vou para lá aos domingos e não ajo diferente, me meto em todas as discussões e gritarias. Meu Deus, me sinto uma hipócrita."

Quando ela disse isso, falei o que falo para todos os cuidadores: "Quando se trata de distúrbios de demência, somos todos hipócritas em algum momento".

Lani abriu um dos seus sorrisos largos e calorosos. Ela pensou que eu estava tentando desculpar o seu "mau" comportamento. Mas não era isso o que eu estava fazendo, não exatamente. Estava apenas normalizando o seu comportamento.

Em *Descartes' Baby* [O bebê de Descartes], Paul Bloom revela que os seres humanos nascem dualistas, tratando a mente e o corpo como entidades separadas.[11] Mesmo quando os adultos entendem como o cérebro funciona, a intuição deles diz que algum aspecto da mente — independente se o chamamos de essência ou espírito — não pode ser reduzido a um mecanismo neurológico. É uma postura padrão encontrada em todas as culturas.*[12]

Dizem constantemente aos cuidadores para considerar que os desejos, exigências e intenções de um paciente provêm de um cérebro debilitado, e não de uma mente que está no controle de si mesma. Amigos, familiares e profissionais da saúde sempre nos lembram: "Não são eles, é o cérebro deles. Eles não têm como evitar". No entanto, caso após caso, família após família, cuidadores como Lani, que sabem muito bem disso, continuam reagindo à doença como se as suas vítimas ainda tomassem as próprias rédeas.

---

* O problema mente-corpo persiste. Muitos filósofos acreditam que a mente nada mais é do que o produto das atividades do cérebro. Outros consideram essa uma posição reducionista que ignora questões importantes como a *qualia* (isto é, os aspectos subjetivos da nossa vida mental). Não tomo, aqui nem em outros lugares, uma posição sobre o assunto. Tal como faço com outras intuições e inclinações humanas, refiro-me ao "dualismo" apenas na medida em que ele influencia a nossa visão das pessoas que têm demência. [N. A.]

Os cuidadores não são os únicos que cometem esse erro. Médicos, cientistas, até mesmo neurocientistas durões muitas vezes se revelam "dualistas de carteirinha".[13] Claro, é fácil para as pessoas dizerem: "Nada do que a sua mãe faz é de propósito, ela tem uma doença", mas se o cônjuge, o pai ou a mãe *delas* desenvolve um distúrbio de demência, elas, volta e meia, também vão sentir que a piora do comportamento do paciente vem de uma mente voluntariosa, e não de um cérebro doente. A razão pela qual o dualismo persiste é que, no fundo, a distinção mente-corpo não é teórica, e sim *biológica*. Não podemos nos livrar dessa intuição, mesmo que quiséssemos; ela faz parte da nossa arquitetura cognitiva.[14]

Quando Lani falava comigo sobre a existência do livre-arbítrio e a natureza da consciência e da identidade, suas palavras eram despejadas com uma urgência crescente, tentando acompanhar seus pensamentos. O que a incomodava era sentir-se incapaz de distinguir a sua mãe da doença, mesmo sabendo — e ela com certeza sabia — que o cérebro de Tina estava debilitado.

"Não sei onde traçar um limite", ela disse. "Você sabe?"

Pensei um pouco e depois questionei se a própria pergunta não induzia ao erro.

"Como assim?", ela perguntou, com um brilho nos olhos.

"Bem, talvez a pergunta já presuma uma dualidade. Presume que ainda há um 'fantasma na máquina'"[15] — um termo cunhado por Gilbert Ryle, filósofo da Universidade de Oxford, que lança dúvidas sobre a divisão cartesiana entre mente e corpo. O fantasma aqui não é a mente, mas sim a atividade mental em geral, distinta do corpo ou de qualquer atividade física.

Lani, já familiarizada com a frase, estava me acompanhando. "Então você está dizendo a mesma coisa, certo? Não existe um limite preciso."

"Isso... mas até mesmo falar sobre esse limite", eu comentei, "meio que derruba o propósito de tentar dizer que ele não existe. Enquanto dissermos que há um ponto onde a doença começa e a pessoa termina, será que ainda não estamos sugerindo que os distúrbios de demência afetam uma e não a outra — e que uma parte especial de nós permanece, de algum modo, imune?"

Parei, de repente sentindo-me constrangida. "Não sou diferente de ninguém. Na verdade, ninguém se livra do dualismo."*[16]

Lani deu risadinhas. "Não precisa me paparicar. Adoro essas coisas. Preciso de combustível, sabe? Preciso de alguém com quem discutir. Falar das coisas. Isso me ajuda a entender o que estou pensando e se estou falando besteira, em geral estou."

Ela estava sendo dura demais consigo mesma. Todos aqueles com quem Lani cresceu, incluindo a sua mãe, achavam que ela era uma sabichona, mas Lani só *queria* ser sabichona, razão pela qual me encorajava a desafiá-la enquanto saltava de uma ideia para outra. Não era, então, tanto irônico como redentor que a demência da sua mãe a tivesse levado a um lugar onde, de repente, as ideias não eram abstrações? Agora ela podia ponderar conceitos filosóficos *e* conhecê-los de uma forma que não era acadêmica: Quem é Tina agora que o cérebro dela está sendo alterado pela demência? O que define a identidade? Qual é a natureza da consciência?

Quer os cuidadores saibam ou não sobre o dualismo cartesiano, ainda precisam rejeitá-lo todos os dias para lidarem de maneira eficaz com entes queridos que se tornaram pacientes. De alguma forma, espera-se que eles superem um enigma filosófico que tem confundido pensadores há quase dois milênios. E, o que é ainda mais improvável, espera-se que façam isso sozinhos.

---

* Mais uma vez, isso não é uma refutação do dualismo, e sim um comentário sobre o quão poderosa é essa intuição. [N.A.]

6.
Quando todo dia é domingo

Por que contestamos a realidade dos pacientes

No começo da minha primeira entrevista com Cathy O'Brien, no inverno de 2016, ela avisou: "É melhor você saber, eu não sou uma santa".

Garanti a ela que eu não conhecia, nem queria conhecer, nenhum cuidador que fosse santo.

"Que bom", ela disse.

Cathy é miúda, tem sessenta e tantos anos, cabelos brilhantes curtinhos e grisalhos e uma voz amigável e trêmula. Há seis anos ela cuidava do marido, Frank, mas nos últimos tempos começou a se recriminar por não ser "feita da mesma matéria que a Madre Teresa de Calcutá".

Frank, segundo ela me contou, sempre foi religiosamente conservador e, quando desenvolveu Alzheimer, seu catolicismo ficou ainda mais acentuado. Antes da doença, ele contava com uma dose saudável de ceticismo, era algo que tinham em comum. Mas, à medida que a memória começou a falhar, o lado regrado e puritano dele emergiu. A demência, disse Cathy ironicamente, trouxe à tona seu "menino católico interior".

Ver seu marido se tornar mais religioso era tanto exasperante como alienante. Frank começou a se fixar no ritual, insistindo que fossem à igreja todo domingo. Até aí tudo bem, porém, para Frank todo dia era domingo. A cada poucas horas, ele queria que Cathy se vestisse e o acompanhasse à igreja. Cathy ressaltava que era quarta-feira ou sábado, mas Frank não se deixava abater. Ela lhe mostrava o calendário ou o jornal, e ele se acalmava por um tempo. Entretanto, depois esquecia e voltava a dizer para ela se vestir. A única maneira de Cathy conseguir fazer a informação grudar na cabeça dele era ligando para o padre e pedindo-lhe para confortar Frank.

"O que você faz quando seu marido acredita mais na palavra do padre do que na sua?", perguntei.

Ela riu. "Bem, eu fico com raiva, embora não me surpreenda. Frank sempre teve uma coisa com as autoridades. Ele acredita nelas."

O que irritava Cathy bem mais do que Frank não acreditar nela ou se agarrar tanto às palavras do padre, era que a sua devoção vinha à tona o tempo todo. Vê-lo lentamente fazendo o sinal da cruz na igreja fazia Cathy querer arrancar aquele olhar de correção moral do rosto dele. "É como estar casada com o papa", ela disse.

Não é incomum que pessoas com Alzheimer se voltem para a religião. Como a doença muitas vezes ativa o sistema de apego, os pacientes — além de se fixarem nos pais ou nas casas da infância — frequentemente encontram conforto na religião, outra "base segura".[1] Eles compensam a doença e a vulnerabilidade com uma espécie de piedade extrema que dificulta a percepção da doença. Quando Cathy o observava na igreja, com a mente estabilizada por aquele ambiente, ele parecia bem e aconchegado. Porém, ela também sentia que ele estava "se exibindo", esforçando-se para demonstrar integridade, principalmente na frente do padre. Embora soubesse que essa era a maneira que ele tinha de se acalmar, de lidar com a perda da memória e a confusão mental, se sentia sufocada pelo comportamento dele, que era excessivamente sério, e às vezes caricaturesco.

À medida que a doença evoluía, pouco a pouco Frank foi parando de ver Cathy como uma pessoa completa. Ela se tornou um apoio, um recipiente em que ele despejava suas fixações. Então, enquanto Frank conseguia sublimar seu caos interior voltando-se para o ritual, Cathy não tinha ninguém nem nada a quem ou a que recorrer. Assim, ela se via vivendo com um sujeito estranho e mal-humorado.

Não era só a religiosidade dele que estreitava a existência dela. Frank passou a assistir à TV o dia todo. A primeira coisa que ele fazia à tarde era pegar o controle remoto, sentar-se na sua poltrona favorita e ligar num canal de esportes. Se não fossem os Mets, eram os Jets. Se não fossem os Jets, eram os Rangers ou os Knicks ou os Giants. E ele não era um espectador passivo. Comportava-se como se estivesse sentado ao lado do banco de reservas, para que os jogadores soubessem o que pensava quando alguém não pegava uma bola rasteira ou perdia uma jogada. Na verdade, ele começou a prever, na maior animação, quando alguém iria fazer uma besteira. "Não faça isso!", gritava. "Espere! Espere!"

Filmes também o agitavam. Ele gritava com os atores, alertando-os sobre algum desastre iminente. Ou previa reviravoltas terríveis no enredo, sacudindo o punho para a TV. E se uma atriz atraente aparecesse, ele de súbito poderia gritar: "Essa mulher está prestes a tirar a blusa! Ninguém quer ver isso!". Seus gritos repentinos e previsões ridículas tiravam a alegria de tudo.

Certa noite, depois de meses desse tipo de coisa, Cathy levantou-se abruptamente e fugiu para o banheiro.

"Eu não conseguia ficar ali sentada de boca fechada, mas não queria discutir com ele", Cathy me contou. "Então fui pra um lugar onde eu podia gritar."

Diante do espelho do banheiro, ela viu uma mulher exausta cuja expressão distante a fazia parecer fora da realidade. Ali mesmo fez um pacto com o seu reflexo: abandonaria Frank. Já tinha feito a sua parte, e agora merecia uma vida própria — uma vida sem observância religiosa e gritos constantes. Dar-se permissão para ir embora a acalmou. Lavou o rosto e respirou fundo algumas vezes, mas sentia que voltar para a sala era como caminhar em direção à morte.

"Sabe o que tornava isso pior ainda?", perguntou. "Assim que ele me via, seu rosto abria um sorriso enorme. Meu Deus, ele fica sempre tão feliz em me ver, dizendo o quanto me ama mesmo mal sabendo quem eu sou. Mas eu não consigo me obrigar a lhe dizer a mesma coisa de volta. O que há de errado comigo? Eu não deveria querer estar com ele, cuidar dele?"

"Claro que deveria. Ele está doente. Ele tem uma doença", respondeu a si mesma. "Eu deveria ser capaz de suportar seus gritos e suas previsões idiotas. Em vez disso, eu o corrijo. Digo a ele que Errol Flynn não vai morrer. Digo que Doris Day não vai tirar a blusa. Por que é que eu faço isso? Quer dizer, o que me importa as porcarias que ele diz?"

Ela me olhou acanhada. "Sabe, às vezes eu ainda digo a ele que é quarta-feira quando ele pensa que é sexta-feira. Quer dizer, isso é o beabá do Alzheimer, isso não se faz."

Eu sorri e disse que gostaria que desse para contar quantos cuidadores já fizeram mais ou menos a mesma coisa.

Ela expressou sua solidariedade. "Sabe, se antes de Frank ter Alzheimer alguém me dissesse que tudo o que eu precisava fazer era concordar com ele e aceitar a realidade dele, eu diria, 'Claro, o que há de tão difícil nisso?'. E daí que ele acha que algum atleta vai cair de bunda ou que a garota do tempo vai se exibir para todos? Eu deveria deixar pra lá. Não é culpa dele."

Tampouco é culpa de Cathy. Os seres humanos são animais "ultrassociais"[2] que precisam que outras pessoas vejam o mundo como eles veem. Essa necessidade de uma concordância mútua sobre a realidade não só cria uma conexão com os outros, mas também valida sentimentos, julgamentos e um sentido de identidade.[3] Sem essa validação, ficamos fisicamente agitados e cognitivamente inseguros a respeito do que sabemos e de quem somos. Além disso, essa demanda por uma realidade mutuamente acordada é tão forte que é natural superestimarmos o grau em que os outros, sobretudo os entes queridos, compartilham nossos pensamentos e percepções.[4] Então, quando um cônjuge ou pai ou mãe de repente começa a ver o mundo de uma forma muito diferente de nós, podemos intelectualmente registrar isso como sendo um sintoma, mas no inconsciente sentimos que uma promessa social implícita foi quebrada.

Ao longo dos meus encontros com Cathy, Frank começou a desenvolver novos sintomas. Ele ficou convencido de que ladrões estavam rondando a casa. Insistia em trancar as portas e fechar as janelas, fizesse chuva ou sol. Seus alertas frequentes e sua vigilância excessiva foram fazendo Cathy se sentir cada vez mais claustrofóbica.

Ela suportou as ilusões de Frank por meses a fio até que um dia simplesmente explodiu. "Ninguém está tentando te roubar!", ela gritou. "Ninguém quer nada de você. Você tem demência! Demência!"

Mas, para Frank, somente a ameaça de ser roubado era real; sua demência, não. "O que você está fazendo comigo?", ele retrucou. "O que há de errado com *você*?"

Contando isso para mim, Cathy balançou a cabeça sem acreditar. "Sabe, ele está absolutamente certo. Eu não sei o que há de errado comigo. Não o culpo por ficar com raiva. Se alguém me dissesse que eu tinha demência, eu odiaria. Então por que ajo desse jeito? Quem faz uma coisa dessas?"

Era difícil para Cathy aceitar esse lado mal-humorado dela mesma. "Sempre me achei uma pessoa sensível", disse. "Agora me tornei alguém que chuta as pessoas quando elas estão pra baixo."

Embora se ressentisse de Frank por não entender o que a doença estava fazendo com ele, Cathy realmente não gostava do que a doença estava fazendo com *ela*. A demência afeta a regulação emocional, então, ainda que seja natural esperarmos que os pacientes "percam a cabeça" de vez em quando, esperamos que nós mesmos estejamos sempre firmes. À primeira vista, isso faz sentido. Diferentemente do cérebro debilitado, o cérebro saudável tem um córtex pré-frontal (CPF) intacto, e é nele que ocorre a autorregulação.[5] No entanto, isso não garante que conseguiremos sempre nos autorregular.

Cientistas identificaram dois tipos de estratégias regulatórias no CPF: automática e esforçada.[6] A autorregulação é esforçada quando experimentamos uma ameaça sozinhos: mais energia é necessária para reduzir a intensidade de emoções como raiva e tristeza.[7] É próprio da autorregulação solitária ser extenuante, já que evoluímos para corregular uns aos outros.[8] A corregulação, por outro lado, é automática. Aliás, a divisão neurológica entre o nosso estresse e o estresse alheio não é bem definida. Na verdade, em alguns casos, parece que codificamos ameaças contra os demais como se fossem contra nós mesmos.[9]

A tendência do cérebro a experimentar ameaças de forma comunitária é parte do que os psicólogos chamam de *compartilhamento de carga*.[10] Como o nome indica, trata-se de uma maneira de economizar energia, reduzindo a intensidade da ansiedade e do estresse. Em algum ponto da nossa evolução, o compartilhamento de carga se tornou um mecanismo de adaptação para manter as pessoas próximas não só porque a união faz a força, mas também porque as ameaças parecem menos esmagadoras em comunidade.

Portanto, pessoas em relacionamentos saudáveis e solidários sentem as ameaças de forma menos intensa do que as pessoas que se sentem sozinhas.[11] Porém, isso não significa que um relacionamento seja necessariamente benéfico. Se, como Cathy, na prática não estamos sozinhos, mas nos *sentimos* sozinhos, a autorregulação demanda mais esforço. É alguma surpresa que os cuidadores de pessoas com demência lutem para controlar a raiva?

Veja o que acontece quando um cônjuge ou pai ou mãe tem câncer: paciente e cuidador podem se compadecer, reconhecendo as desgraças da doença enquanto experimentam junto, em algum grau, a realidade dela. A demência, no entanto, geralmente impede a possibilidade de corregulação. Os pacientes muitas vezes não sabem — ou se recusam a saber — que têm uma doença neurológica e, embora não seja culpa deles, refugiam-se num mundo onde os cuidadores não conseguem chegar. Enquanto os cuidadores certamente percebem o estresse que os pacientes com demência sentem, é raro que os pacientes compreendam o que os cuidadores estão passando. Então, quem está ali para corregular os cuidadores? A triste verdade é que a maioria deles acaba se sentindo sozinha; e, sem ninguém para validar o fardo da sua realidade, os cuidadores podem se tornar tão voláteis quanto as pessoas de quem cuidam.

Depois de cuidar de Frank por cerca de seis anos, a injustiça de tudo isso começou a pesar sobre Cathy. Ela odiava ficar presa em casa e se odiava por se sentir assim.

Apesar de tudo o que fazia para que Frank se sentisse seguro, ele continuava se recusando a abrir a janela, desconfiado de ladrões imaginários. "Ok, eu entendo, claro", ela me disse. "Quero dizer, o pobre homem está cheio de ilusões. Ele tem alucinações. Mas eu faço tudo por ele, e não consigo nem um pouco de ar fresco. Fico tão irritada com o quão injusto isso é, e depois me sinto tão mesquinha e egoísta por ficar assim."

A reação de Cathy era compreensível. A injustiça não tem relação com conseguir as coisas do jeito que se quer — não tem relação com uma janela fechada, nem com quem lava a louça. A injustiça marca uma perda de conexão social, uma sensação de que mais um acordo social implícito foi anulado.[12]

De acordo com o psicólogo social Matthew D. Lieberman, a justiça não só parece correta, mas também fica registrada no cérebro como algo profundamente prazeroso. A justiça, ele escreve, "tem gosto de chocolate".[13] Talvez, se eu tivesse menos experiência com cuidadores, essa conexão pudesse me parecer um exagero divertido. Em vez disso, me fez lembrar de alguém num dos meus grupos de apoio que, tentando descrever a falta de reciprocidade emocional entre ela e seu marido, desabafou: "Eu sinto que estou morrendo de fome. Acho que todos nós estamos morrendo de fome".

O grupo imediatamente soube do que ela estava falando. Não há nada justo em um relacionamento de longa data de repente se tornar unilateral. Não é justo perder a realidade mútua que sustentava a proximidade que agora a demência está roubando. Não é justo ficar sozinho. Não é uma sensação boa, e não traz à tona o melhor de nós.

O efeito da solidão na saúde física e emocional é bem comprovado.* O efeito na saúde cognitiva, no entanto, só veio à tona recentemente. A solidão encurta a capacidade de concentração[14] e interfere no julgamento e no autocontrole, os mesmos atributos necessários para lidar com as fixações e ilusões de um paciente. O autocontrole, de fato, já é um recurso limitado[15] precisamente porque requer o mesmo tipo de energia envolvida em qualquer atividade que exija esforço, seja emocional, cognitiva ou física, por isso está tão em falta no

---

* A solidão aumenta as chances de depressão e ansiedade. Afeta o sistema imunológico e pode ser tão prejudicial para a saúde do corpo quanto a obesidade, a falta de exercício e a hipertensão. Um estudo bastante conhecido sugere que a solidão impõe um custo físico semelhante ao de fumar quinze cigarros por dia. [N.A.]

mercado. A mesma energia necessária para resistir a um doce ou a um cigarro também é convocada quando lidamos com as ilusões e exigências irracionais[16] de alguém.[17]

Embora os cuidadores façam o máximo para se controlar usando os "freios mentais"[18] que ficam no córtex pré-frontal ventromedial direito (CPFvmd), o que ocorre é que o Alzheimer não só enfraquece o CPFvmd do paciente, como também prejudica a capacidade do cuidador de exercer o autocontrole. É lamentável que os mesmos sintomas que aumentam a solidão dos cuidadores sejam aqueles que os impedem de usar de modo eficaz esses freios mentais.

Portanto, os transtornos de demência constituem um engodo fisiológico que exige que os cuidadores superem constantemente seus impulsos e intuições naturais, mesmo enquanto tiram deles a energia necessária para fazê-lo. Isso deixa muitos cuidadores num estado que os psicólogos sociais chamam de esgotamento do ego.[19] Ou seja, eles experimentam a sua própria versão da "síndrome do pôr do sol". Depois de um longo dia regulando as emoções dos pacientes, submetendo-se às formas existenciais e mundanas de injustiça que a doença cria — e em muitos casos fazendo tudo isso sozinhos —, os próprios recursos cognitivos e morais do cuidador estão esgotados.

De fato, com o passar do tempo os cuidadores podem começar a espelhar cada vez mais as pessoas de quem cuidam, embora a maioria não esteja ciente disso. Eles simplesmente perdem o controle e, depois, sentem pontadas de remorso — é quando dizem a si mesmos para se controlar, trabalhar mais, ser mais legal. Todos esses sentimentos são compreensíveis, mas derivam de uma das nossas ilusões mais poderosas: a convicção de que podemos escolher como vamos reagir.

No capítulo anterior vimos que as pessoas são biologicamente inclinadas a acreditar que têm livre-arbítrio, sobretudo porque a consciência vem com a convicção inexorável de que ela está no controle das ações da mente e do corpo, mas isso pode não ser tão simples. Para ajustar nossas expectativas, Patricia Churchland argumenta que devemos nos livrar dessa abordagem "absolutista"[20] e começar a pensar sobre o livre-arbítrio em termos de graus — ou seja, faixas ideais de tomada de decisão.[21] É claro, a mente está mais aberta a uma variedade maior de respostas em alguns momentos do que em outros.

Um exemplo que a autora dá é a relação entre força de vontade e comer em excesso. Não muito tempo atrás, presumia-se que a obesidade era uma questão de vontade, que só precisávamos de autocontrole. Mas isso quase nunca dá conta de tudo. Uma proteína chamada leptina é conhecida por afetar a fome e a saciedade.[22] Primeiro foi observado que mutações no gene da leptina levavam os ratos a comer em excesso, e estudos mais recentes com participantes humanos revelaram que a leptina, assim como certas predisposições genéticas, tornam as pessoas mais vulneráveis à obesidade. Na verdade, muitas situações que associamos à força de vontade são influenciadas por fatores biológicos e ambientais que estão além do nosso controle. A força de vontade não é algo que temos ou não temos; é mais como um acordeão que se expande e se contrai dependendo das circunstâncias.

Precisamente porque o trabalho dos cuidadores drena a energia, eu os incentivo a se afastarem de vez em quando — para reabastecer, encontrar sentido e prazer na vida. Mas, como aprendi, nem todos os cuidadores aproveitam a oportunidade para fazer uma pausa nos seus deveres, ou se sentem bem quando o fazem. Embora eu tenha encorajado Cathy a passar mais tempo no trabalho ou com amigos, ela fazia isso com certa ambivalência. Sim, era bom se afastar, disse, mas também se sentia culpada. Por que deveria se divertir quando seu marido estava doente? Ela não estava sendo egoísta e autoindulgente ao deixá-lo sozinho ou sob cuidados de um assistente?

Às vezes, a parte mais difícil de ouvir os cuidadores é saber que não sou capaz de aliviar a culpa que sentem. Quando digo que eles merecem um tempo livre, que isso os tornará cuidadores melhores, muitos apenas concordam educadamente. E mesmo quando seguem meu conselho e se organizam para se afastar um pouco, é raro que a culpa que sentem desapareça.

Tampouco posso convencê-los do contrário. Faço o que posso, mas enquanto eu puxo da razão, a culpa puxa da intuição. Muitos cuidadores continuam certos de que são capazes de fazer o que precisa ser feito sem a "muleta" do autocuidado. Acreditam que mentalizando podem conter a raiva. Eles pensam: "Se ao menos eu me importasse o bastante, fosse gentil o bastante, disciplinado o bastante, eu poderia lidar com isso". Infelizmente, essa autocrítica foca no que eles veem como uma falha de caráter. Seríamos muito mais compreensivos se reconhecêssemos a verdadeira origem do problema: as inerentes limitações fisiológicas do autocontrole.

7.
Meu jantar com Stefan Zweig

Por que levamos para o lado pessoal as
palavras e ações dos pacientes

Um por um, três cidadãos franceses, um homem e duas mulheres, escoltados por um criado com o mesmo olhar imóvel de um funcionário do departamento de trânsito, são levados para um salão decorado ao estilo do Segundo Império.[1] Eles sabem que morreram, mas não sabem por que foram reunidos. Logo fica evidente que não se dão bem e, depois de confessarem seus crimes, se aproveitam uns das inseguranças e fraquezas dos outros. O homem, que se chama Garcin, é um miserável. Uma das mulheres gosta dele, a outra, não. Naturalmente, ele quer a aprovação daquela que o despreza. Porém, quanto mais se expressa, mais ela o humilha. Desesperado, quer ir embora. Toca a campainha para chamar o criado, mas ele não vem. Então, sem muita esperança, aproxima-se da porta. Puxa a maçaneta e, inesperadamente, a porta se abre. De repente, está livre para ir embora, para deixar para trás as brigas e recriminações. Mas hesita. E, enfim, entende. Entende que está no inferno e que aquilo não tem nada a ver com câmaras de tortura ou chamas e enxofre. O inferno são os outros.

Henry e Ida Frankel moram num apartamento aconchegante de três quartos em Washington Heights, em Manhattan. Henry, um afável arquiteto aposentado de 85 anos, é um homem baixo e bonito, careca e de orelhas pequenas. Ida, ainda mais baixa, tem cabelos brancos e finos presos num coque. Embora ela em geral esteja elegantemente arrumada, cheirando a talco e lavanda, só Henry sabe quanto esforço isso exige. Sempre que ele tenta cortar suas unhas, dar-lhe um banho ou trocar suas roupas, o pequeno rosto de Ida se contorce de maneira irreconhecível; ela fica parecendo um animal feroz e encurralado.

A família de Henry e a de Ida deixaram a Áustria e imigraram para Nova York na década de 1930, quando ambos eram adolescentes. Conheceram-se no City College of Nova York e, em 1953, um ano depois da formatura, se casaram. Considerando os altos e baixos normais de uma relação, tinham um bom casamento. Gostavam dos mesmos romances e filmes e partilhavam o amor pela música de câmara. O apartamento deles é cheio de livros e tem uma grande coleção de LPs da Deutsche Grammophon. Não há nenhum CD em casa porque, como Henry explicou, não admitiriam trair seus álbuns queridos.

Enquanto Henry logo se adaptou à cultura americana, Ida continuou sentindo falta do mundo vienense que conhecera na infância. E enquanto Henry ingressou num escritório de arquitetura mais ou menos estabelecido e iniciou uma carreira, Ida lutava para encontrar sua identidade. Queria ser escritora, depois fotógrafa, depois decoradora. Queria, segundo ela, criar algo próprio, mas nada aconteceu.

Nos seus setenta e poucos anos, Ida começou a apresentar sinais de Alzheimer. Seu declínio foi gradual. Teve a habitual perda de memória e a confusão mental que vem junto, mas sua vida continuou praticamente como antes. Até que, um dia, ao chegar em casa, Henry encontrou Ida conversando com uma fotografia emoldurada sobre a lareira. Eles tinham muitas fotografias de amigos e familiares falecidos pelo apartamento, e Ida começou a passear de uma à outra, contando às tias e aos primos o que quer que estivesse pensando. Passado o choque inicial, Henry se acostumou com a tagarelice dela e resignou-se à sua nova peculiaridade. Obviamente, ele conhecia os amigos e parentes de Ida e não se importava que fizessem parte da vida imaginária dela.

Quando Ida fez oitenta anos, começou a entabular conversas também com livros. Não no sentido de compartilhar intimidades com os personagens, mas com os próprios autores, ou, mais especificamente, com as fotos das sobrecapas. Henry não conseguia se acostumar com isso. Nunca sabia quando poderia encontrar Ida sentada de frente para um livro apoiado na mesa de centro, conversando com a foto do autor.

"Graças a Deus", ele disse, "eles não respondiam a ela."

Para Proust, ela poderia contar sobre sua infância em Viena; para Virginia Woolf, falava sobre a lua de mel e sobre como Henry uma vez se perdeu em Veneza. Para Rilke, falava sobre moda, porcelana e música popular. Henry nunca sabia o que ela poderia dizer; só sabia que, pouco a pouco, *ele* deixava de fazer parte das conversas dela. Com o passar do tempo, ele começou a se sentir como um intruso na própria casa. De fato, além de comentários esporádicos sobre compras e horários, ela mal falava com ele, reservando seu lado mais afetuoso para os amigos bidimensionais.

Quando Henry e eu nos conhecemos, num dia frio de primavera, ele já não conseguia separar a dor da consternação. Mas, por causa do seu jeito gentil e discreto, era possível não notar a raiva que fervilhava sob suas palavras, uma raiva dirigida principalmente a si mesmo. Se tivesse sido um marido melhor, ele me disse ao final da nossa primeira conversa, poderia ter salvado Ida da desolação e da indignidade do Alzheimer.

"Ela fala com *eles* com a ternura que falta quando fala comigo", disse-me Henry, desolado.

O que dizer a alguém cuja esposa prefere fotografias de escritores falecidos a ele?

Certa manhã, Henry acordou e viu Ida conversando com Thomas Mann, e lhe ocorreu a ideia de que a admiração compartilhada que tinham por alguns escritores, que antes os unia, agora punha uma barreira entre eles. Como poderia competir com o autor de *Os Buddenbrook*? Ele não conseguiu evitar: passou a sentir inveja das fotografias e às vezes a escutava às escondidas. Então, quando ela o acusava de espioná-la, ele se sentia péssimo.

Não importava o quão alienantes as ilusões da esposa lhe parecessem, ele seguia sendo protetor. Inclusive, irritava-se quando o médico ou os amigos dela sugeriam uma medicação. Contanto que ela estivesse feliz, Henry raciocinava, não havia motivo para privá-la de uma vida interior rica.

"Pelo menos um de nós tem vida social", ele brincou comigo.

Numa tarde ensolarada, quando Henry e eu nos encontramos no claustro do Metropolitan Museum, ele me informou que, na noite anterior, Ida tinha convidado alguém para jantar: o escritor austríaco Stefan Zweig, que morreu em 1942. "Acho que devo me sentir importante por receber Stefan Zweig para jantar", Henry resmungou. Ele nem tentou achar graça naquilo.

O jantar não correu bem. Depois de servir a comida, Ida só fez comentários a respeito da capa da autobiografia *O mundo de ontem*, exceto quando pediu a Henry que passasse um pãozinho para o convidado. Esse pedido o fez perder o equilíbrio. "Você tem delírios ridículos!", ele gritou. "Isso é uma foto! Fotos não comem! A sua loucura está me enlouquecendo."

Impassível, Ida preparou um prato para o convidado. Mas quando ela insistiu que Zweig comesse um pouco, Henry explodiu: "Eu já disse! Não dá para alimentar fotografias. É por isso que você precisa me ouvir".

Ao me contar isso, Henry sorriu. "Sabe, foi bom dizer isso a ela."

Mas esse sentimento logo foi substituído pela culpa. Ida ficou emburrada e parou de comer. Tocado pela vulnerabilidade dela e pelo absurdo da sua pequena vitória, Henry pediu desculpas e implorou por perdão.

Sua explosão, ele confessou, deixou-o abalado e triste. Perplexo com seu próprio comportamento, disse: "As pessoas falam da minha esposa como se ela tivesse um problema. Mas sou eu. Eu que tenho um problema".

Henry não conseguia se livrar do incômodo com as rejeições diárias de Ida. Sabia que não eram pessoais, mas sentia como se fossem. Ela era sua esposa, sua amiga havia mais de sessenta anos. Quando estava longe, ainda sentia falta dela: da sua voz, do seu cheiro, dos seus hábitos. Acima de tudo, sentia falta de se sentir útil. Agora, quando ele preparava o jantar ou a ajudava a se vestir, ela não parecia dar a mínima.

Zombando de si mesmo, ele me disse: "O que eu espero? Que ela diga, 'Oh, que ótimo marido você é'?".

Henry era, como ele prontamente admitia, alguém que queria agradar às pessoas. Primeiro tinha tentado agradar a uma mãe difícil, e então a clientes difíceis, e então, é claro, a sua esposa eventualmente decepcionada. Depois que Ida adoeceu, depois que ela nem sequer o reconhecia, exceto como alguém que cuidava dela, ele ainda queria fazê-la feliz. Mas também queria que ela soubesse que ele estava tentando ajudar. Considerava uma fraqueza querer o parecer favorável dos outros para ter uma boa opinião sobre si mesmo. E sentia-se envergonhado de tentar conquistar a aprovação dela, sabendo que sua primeira preocupação deveria ser o bem-estar da esposa, e não a própria autoestima.

O inferno podem ser os outros em *Entre quatro paredes*, de Jean-Paul Sartre, mas, impressionantemente, o infeliz protagonista, Garcin, *escolhe* o inferno; escolhe estar com outras pessoas. Enquanto uma das mulheres fizer mal juízo dele, ele não pode ir embora. Sartre quer que desaprovemos Garcin porque ele permite que outras pessoas o definam, perdendo assim sua chance de ser autêntico.[2] À primeira vista, os leitores podem concordar com a avaliação de Sartre. Por que desconhecidos devem exercer tanta influência sobre nós? Embora aceitemos que em parte somos moldados por quem está ao nosso redor, também acreditamos firmemente que cada um de nós pode ter autodeterminação, que uma parte de nós é imune a influências externas e é unicamente "nós".

É por isso que nos repreendemos por levar as coisas para o lado pessoal, por querer a aprovação das pessoas, mesmo daquelas que não estão cognitiva ou emocionalmente preparadas para dá-la. Com certeza Sartre aprovaria essa autocrítica. Mas, como se vê, a noção de que existe uma parte de nós que é separada por completo dos outros é, ao que tudo indica, uma ficção.[3]

Não é assim que o cérebro parece ser projetado. O córtex pré-frontal ventromedial (CPFvm),[4] a parte do cérebro que é ativada quando pensamos em quem somos, é também ativada quando refletimos sobre como os outros nos veem. Do ponto de vista neurológico, não há um lugar especial no cérebro que seja hermeticamente lacrado contra a influência de outras pessoas. Muito pelo contrário: o eu é poroso.

Não só o cérebro é suscetível a influências externas, como demonstrou Matthew Lieberman, mas a região do cérebro onde a identidade se origina age como uma "autoestrada onde os outros influenciam nossa vida".[5] Lieberman, de fato, vê o eu como "o truque mais sorrateiro da evolução... um agente secreto"[6] projetado para nos tornar receptivos a outras mentes, atendendo aos seus pensamentos e ideias. Porém, o que torna o eu de fato sorrateiro é que ele acredita que uma parte essencial de si é impermeável às influências externas, quando, na verdade, muitas vezes ele desmorona sob o peso da pressão social. Isso acontece não só porque sentimos necessidade de pertencer a uma comunidade, mas também porque a evolução nos tornou seres sociais cujos cérebros naturalmente absorvem a visão de mundo de outros cérebros.[7]

Sartre poderia apenas dar de ombros ao saber que o CPFvm é o vilão que nos nega autenticidade. E daí se essa região do cérebro é ou não ativada? O que importa o fato de sofrermos a influência de fatores externos? Talvez isso só torne nossas decisões *mais* importantes, já que a tendência a ser afetado pelos outros pode nos desviar do nosso rumo. Talvez devêssemos nos concentrar mais em nos definirmos. Ele poderia até supor que ainda podemos ser indivíduos "autênticos", desde que escolhamos ser assim.

Mas, na verdade, não *escolhemos* nos preocupar com outras pessoas. A atividade do CPFvm é um hábito neural.[8] Não ativamos o CPFvm ao escolher pensar nos outros; pensamos nos outros porque o CPFvm é o modo padrão do nosso cérebro.

Em outras palavras, o raciocínio social é tão natural quanto, bem, pensar. A evolução poderia ter nos levado a nos tornarmos especialistas em pensamento abstrato e solução de problemas, mas não o fez.[9] Em vez disso, aprimorou nosso raciocínio social para nos ajudar a sobreviver em estruturas sociais cada vez mais complexas. É por isso que somos tão preocupados uns com os outros.

Então, quando os cuidadores são alvo de gritos, quando são enganados, ignorados, acusados injustamente, menosprezados, como isso pode não afetar seu sentido de identidade? Porém, assim como Garcin, eles escolhem ficar e, também como Garcin, sentem-se relegados a um inferno num cenário comum, cercados por objetos familiares. A maioria dos cuidadores, afinal, é "torturada" em salas de estar e cozinhas, cômodos que guardam memórias e desencadeiam velhos padrões de comportamento, lugares que os condenam a escolher uma dinâmica infeliz ou enervante em vez de nenhuma dinâmica.

Vamos considerar outro cenário em que três pessoas se encontram em uma sala desinteressante, menos ornamentada que a de Sartre. São voluntárias em um experimento, mas não fazem ideia do que isso envolve. Então, sentam-se, esperando. De repente, uma delas vê uma bola num canto. Pega a bola e, de maneira casual, a joga para outra pessoa, que então a joga para a terceira pessoa. Logo estão numa agradável e despreocupada brincadeira — até que, do nada, dois dos jogadores decidem parar de jogar com o terceiro. Sem motivo aparente, eles passam a ignorá-lo, jogando a bola apenas entre si. A pessoa excluída não pode fazer nada além de assistir, impotente, enquanto a brincadeira continua sem ela.

Acontece que essa interação *é* o próprio experimento.[10] Duas pessoas são cúmplices, a terceira não está a par do segredo. O jogo, criado pelo psicólogo Kip Williams, chama-se Cyberball, e como os riscos são relativamente baixos, podemos acreditar, imaginando-nos no papel da terceira pessoa, que aceitaríamos numa boa nossa exclusão dessa brincadeira boba. Mas estaríamos nos iludindo se pensássemos que não ficaríamos perturbados por sermos deixados de fora.

Esse ponto foi reforçado por Matthew Lieberman, que replicou o experimento da Cyberball usando ressonância magnética funcional.[11] Ele pediu a pessoas que jogassem Cyberball *digital* com dois outros jogadores. Embora os jogadores pensassem que estavam jogando com pessoas reais, na verdade estavam jogando com avatares programados que em algum momento começavam a excluí-los. Conforme esperado, uma boa parte dos participantes expressaram mágoa e raiva pela rejeição. Além disso, exames cerebrais revelaram que seu córtex cingulado anterior dorsal (CCAd), a área do cérebro sensível à dor social, tinha sido ativado.

Tudo isso poderia ter sido previsto. A verdadeira surpresa veio quando os participantes foram informados de que seus "adversários" eram um computador programado para rejeitá-los. Mesmo sabendo que era uma máquina, ainda assim sofreram dor social.[12]

Pensei nesse experimento quando Henry confessou que estava com ciúmes de Stefan Zweig. "Ciúmes de Stefan Zweig!", ele repetia, incrédulo. "Ciúmes de Stefan Zweig!" Ele não conseguia acreditar. Mas eu conseguia. Se podemos ficar chateados com a rejeição de um computador, como não sentir dor social quando ignorados, desprezados ou acusados por pessoas que conhecemos e amamos?

A demência de Ida não a tornava uma pessoa destoante para Henry, nem importava a ele que os outros "relacionamentos" dela fossem imaginários. O que importava era que Ida estava vivendo a sua vida sem ele. Nossa constituição biológica é tão voltada para a manutenção de conexões sociais que a fonte da rejeição é menos importante do que podemos imaginar. A biologia, afinal, não se interessa pelas sutilezas do pensamento, mas pela sobrevivência.

Talvez seja por isso que os seres humanos, junto com outros mamíferos, evoluíram de modo a sentir o isolamento como doloroso. A rejeição dói, literalmente.[13] A dor física e a dor emocional podem parecer diferentes, mas derivam de uma mesma fonte neurobiológica. O mesmo CCAd que registra sentimentos de exclusão também registra dor física.

Se a dor social e a dor física não são tão diferentes no cérebro, então talvez um Tylenol possa ajudar a curar um coração partido.[14] Essa sugestão não é balela. Psicólogos sociais afirmam que pessoas que tomam analgésicos em vez de placebos (ao longo de algumas semanas) sentem muito menos dor causada por rejeição e isolamento. Num experimento, os pesquisadores orientaram dois grupos a jogarem Cyberball, um deles tomando analgésicos e o outro tomando placebos.[15] Não só os participantes que tomaram analgésicos relataram níveis mais baixos de inquietação por rejeição, como os seus exames cerebrais também revelaram uma atividade significativamente menor no CCAd.

O neurocientista Jaak Panksepp, que cunhou o termo "neurociência afetiva", argumenta de forma convincente que o nosso sistema de apego pega carona no nosso sistema de dor física, utilizando as secreções naturais de opioides do corpo.[16] Esse parece ser um plano sensato, visto que o isolamento ou a separação de um grupo ameaça a sobrevivência. A dor social é claramente uma ferramenta evolutiva, um sinal adaptativo que nos impele a ficar próximos para aumentar as nossas chances de sobrevivência.[17] Assim como a dor física nos alerta sobre algo que pode ser nocivo, a dor social nos alerta sobre o perigo do isolamento.

Reiterando, isso faz sentido evolutivo porque, sem a dor da separação e do isolamento, um bebê não se daria ao trabalho de chorar e uma mãe não saberia que seu filho está em apuros.[18] Analogamente, se o CCAd da mãe estiver prejudicado, ela fica muito menos propensa a reagir ao choro do seu filho. Inclusive, num experimento desagradável, ratos com lesões no CCAd pareceram indiferentes a cuidar das suas crias, e apenas 20% dos bebês sobreviveram.[19]

Já que proporcionar cuidados e receber cuidados estão biologicamente ligados, a rejeição de Ida às propostas de Henry, como era natural, fazia com que ele se sentisse desamparado. Mas ele não conseguia recuar. Na verdade, só ficava mais decidido a tentar restabelecer a conexão que tinham. Assim, embora Sartre acreditasse que o "eu" só pode ser autêntico quando não está ligado a outros "eus", a biologia tem outros planos. De fato, há uma razão para a semelhança neural entre pensar em si mesmo e pensar nos outros. Permite-nos, como diz o neuropsicólogo Nicholas Humphrey, aprimorar e praticar as nossas aptidões para o raciocínio social,[20] não como um meio para "conhecer a si mesmo", mas para nos tornarmos mais competentes para conhecer e compreender os outros.

Claro, uma das crueldades do Alzheimer é que os instintos adaptativos dos cuidadores agora trabalham contra eles. Então, quando Henry fica magoado porque Ida perdeu o interesse nele, a sua dor já não serve ao propósito natural de conectá-lo à sua esposa. Como Henry observou, lamentando para mim em um dos nossos últimos encontros: "Acho que eu deveria estar feliz por ela estar feliz. Ela tem seus livros e fotos e, quando toco música para ela, ela fica nas nuvens. Ela realmente não precisa de mais nada".

Logo ele ficou em silêncio por um tempo. "Mas como me acostumo com o fato de que ela não precisa de mim?"

8.
O cérebro por trás de tudo

Por que continuamos contando com a razão

No livro *O erro de Descartes*, o neurocientista António Damásio nos apresenta a um paciente incomum.[1] Elliot é um empresário de trinta e poucos anos. Sua memória, habilidades computacionais e orientação geográfica são excelentes. Não há nada de errado com a sua capacidade de aprendizagem ou com as suas habilidades lógicas e linguísticas. Ele sabe distinguir o certo do errado e é afável, atencioso e discretamente divertido. Também está a par da política, dos temas atuais e da economia. Todos os testes cognitivos são unânimes: não há nada de errado com Elliot. No entanto, a vida de Elliot está desmoronando.

Alguns anos antes, um tumor benigno apareceu na parte frontal do cérebro de Elliot. Os cirurgiões removeram o tumor, assim como o tecido do lobo frontal danificado. Elliot não sofria nenhum efeito adverso fisicamente, mas, pouco a pouco, começou a perder o interesse pelo seu trabalho. Tornou-se incapaz de gerir o próprio tempo, começava novos projetos mas era incapaz de terminá-los. Por fim, ele perdeu o emprego. Depois, aventurou-se em novos negócios, às vezes com parceiros de má reputação. Perdeu suas economias e depois a esposa. Casou-se outra vez e divorciou-se outra vez. Ficou sem rumo e não conseguiu encontrar trabalho. Virou um homem que não conseguia mais tomar decisões razoáveis nem nos contextos de negócios nem nos sociais.

Damásio estava perplexo. Por que é que um homem que se saía bem em todos os testes cognitivos era incapaz de funcionar na vida real? Depois de algum tempo, começou a questionar se poderia estar olhando para o problema do ângulo errado. Pensando em como Elliot falava de seus casamentos fracassados, a carreira estagnada e a perda dos amigos, Damásio se deu conta de que ele sempre falava sem arrependimento ou perturbação. Embora estivesse confuso com o que lhe tinha acontecido, Elliot não parecia estar nem ansioso nem chateado. Seria possível que ele estivesse colocando toda a sua energia no controle da sua desordem emocional interior? Ou será que essa desordem sequer existia? Damásio não sabia. O que sabia é que *ele* estava mais contrariado com a vida de Elliot do que o próprio Elliot, e isso fez com que duvidasse da capacidade emocional de Elliot.

Instigado por esse pensamento, Damásio decidiu tentar algo novo. Apresentou a Elliot estímulos visuais inquietantes: uma casa pegando fogo e pessoas feridas em acidentes horríveis, imagens que costumam provocar reações emocionais fortes. Elliot, no entanto, não demostrou desconforto. Intelectualmente, sabia que as imagens representavam terror e sofrimento, mas, fisiologicamente (e, portanto, emocionalmente), não exprimia aflição. A sua respiração, frequência cardíaca e as suas ondas cerebrais estavam quase inalteradas. Então, utilizando técnicas de neuroimagiologia, Damásio confirmou que Elliot não tinha envolvimento emocional com o que estava acontecendo com ele ou à sua volta. O problema, concluiu Damásio, era que Elliot era capaz de "saber, mas não de sentir".

Embora eu nunca tivesse deparado com alguém como Elliot, não pude deixar de pensar nele quando ouvi falar de alguém que parecia ser sua exata homóloga. Era uma senhora idosa, chinesa, com Alzheimer. Chamava-se Min, e sua neta, a quem chamarei de Julia, foi uma vez ao meu consultório para discutir a relação delas. Pela luz que entrava através da janela, notei o contraste comovente entre os traços redondos e adolescentes de Julia e a sua expressão preocupada, que me era familiar, de uma cuidadora muito mais velha.

Julia, eu logo soube, estava dormindo em turnos de duas horas, um padrão que se estabeleceu depois que se mudara do apartamento de Min e providenciara uma assistência 24 horas. Ela não conseguia dormir porque sabia que o telefone poderia tocar a qualquer momento. Min ligava exigindo saber por que Julia não estava lá ou então reclamando das assistentes incompetentes que aparentemente não faziam nada além de desgastar os tapetes. Uma, declarou Min, era estúpida como uma cabra; outra, inútil como uma vaca; outra, preguiçosa como um porco.

As assistentes também telefonavam o tempo todo, chateadas com os abusos constantes de Min. Sabendo o quão mal pagas aquelas mulheres eram, Julia se sentia responsável pela infelicidade delas, acreditando que a raiva de Min na verdade se dirigia a ela própria, porque tinha ido embora. Mas os telefonemas que Julia mais temia eram os do supervisor do centro chinês de assistência médica, no Queens. A cada quinze dias, o supervisor alertava Julia de que o comportamento punitivo da sua avó com as assistentes precisava acabar. Seis ou sete já tinham pedido demissão, e em breve não haveria mais ninguém disponível. Em suma, sua avó precisava parar de agir "como louca", senão...

Nesse ponto, Julia fez uma pausa e me olhou irritada. "Como posso orientar a minha avó sobre qualquer coisa? Ela tem Alzheimer!"

"O supervisor não entende?", perguntei.

Julia encolheu os ombros. "Parece que sim, mas não é tão simples."

O Alzheimer, Julia explicou, era um ponto cego cultural na comunidade chinesa. Na verdade, em chinês, o termo para demência é *chi dai zheng*, cuja tradução é "louco e catatônico" ou "insano e idiota".[2] Para a geração da sua avó, as doenças neurológicas realmente não existiam. Mau comportamento era só mau comportamento. A pessoa, não o cérebro, era a responsável.

Para as pessoas que conheciam Min, ela ainda era a mesma, irascível como sempre fora. O Alzheimer pode ter tornado mais difícil comprar comida, pagar o aluguel e conferir a correspondência, mas isso não significava que algo estivesse errado. Contudo, Min sentia que não estava bem. Preocupada que as pessoas a julgassem mal, ela se valia de uma vigilância excessiva. Todo mundo, ela advertia Julia, estava atrás de alguma coisa, até mesmo aqueles que queriam ajudá-la. Seus amigos, seus vizinhos, seu sobrinho, todos eram suspeitos.

"Ela está pior do que nunca", Julia me disse. "Não sei o que fazer."

Fiz que sim com a cabeça, pensando: se o supervisor do centro de saúde não conseguia enxergar que Min tinha uma doença, como Julia poderia esperar que os outros enxergassem?

Como se acompanhasse meu pensamento, Julia exclamou: "Todos veem suas mudanças de humor como um reflexo de Min quando não consegue o que quer. Até a sua paranoia parece normal. Ela sempre desconfiou das pessoas, sempre se ofendeu. Todos acham simplesmente que Min está agindo como Min".

Min cresceu numa aldeia nos arredores de Shenzhen e chegou aos Estados Unidos com trinta e tantos anos. Decidida a não parecer uma imigrante ignorante e inculta, reprimiu a sua insegurança e adotou a persona de alguém que sabe das coisas. Por quarenta anos, mostrara ao mundo uma face dura, implacável e confiante. Uma vez que formava uma opinião, era inabalável. Não se importava que as pessoas pensassem que ela não era simpática. A simpatia era uma preocupação americana; deixava você vulnerável, e a vulnerabilidade era um luxo que Min não podia se permitir.

O Alzheimer só acentuou esse temperamento de Min. Nem mesmo Julia tinha certeza de onde terminavam as defesas habituais da avó e começava a sua demência — porque, em algum nível, a distinção não existia. Como Julia calmamente admitiu, a pessoa que ela passava mais tempo convencendo sobre a doença da avó era ela mesma.

Eu lhe disse que ouvira o mesmo comentário de outros cuidadores e lhe perguntei gentilmente o que ela queria dizer.

Ela riu. "Ainda estou tentando entender isso."

Em parte, tinha a ver com a memória de Min, que sempre havia sido um mistério para Julia. Quando era pequena, ela tinha que pisar em ovos porque Min interpretava cada franzir de sobrancelha ou gesto de impaciência como desobediência intencional e, no ato, ficava furiosa. De vez em quando, até batia nela com uma escova de cabelo ou qualquer objeto que estivesse à mão. O castigo físico não era incomum nos tempos de Min, e Julia sempre perdoava esses ataques.

Na verdade, o que a incomodava mais do que as surras e os gritos era o aparente apagamento deles. Na manhã seguinte, Min nunca se referia ao que tinha feito; simplesmente lhe dava um prato de comida, como que dizendo "Vamos em frente". E como tais manifestações de violência não eram reconhecidas, Julia nunca se sentia totalmente segura.

Agora que o Alzheimer tinha tomado conta de Min, esse padrão permanecia. Min perdia a paciência e gritava, mas quinze minutos depois oferecia a Julia uma fruta ou uma xícara de chá. O incidente tinha sido esquecido? Julia não tinha certeza. Será que Min estaria de novo evitando uma situação desagradável que ela própria causara? Ou o Alzheimer a fazia esquecer? Se Min não conseguia se lembrar, como é que Julia podia ter certeza de que estava fazendo a coisa certa? Como podia saber se fazia sua avó feliz?

Enquanto ouvia essa jovem se torturar, perguntei por que ela estava assumindo toda a responsabilidade sozinha. Julia pensou um pouco e logo mergulhou na sua complicada história familiar. Min, ao que parece, não era sua avó de verdade. A mãe de Julia tivera um caso com um homem que já tinha esposa e família. Ele passava pouco tempo com Julia ou com a mãe dela, que era fria e indiferente à filha que lhe causava embaraço. Assim, Julia acabou aos cuidados da babá em tempo integral que o seu pai contratara: Min.

Nunca tendo sentido amor incondicional por parte de seus pais, Julia não dava nada por certo e procurava provar seu valor para todos, especialmente para a mulher que passou a considerar sua avó. E Min, que não tinha sua própria família, a não ser sobrinhos e sobrinhas, retribuía o amor de Julia. Mas, para Min, o amor significava que não poderia haver limites entre elas.

Quando Julia veio me ver, ela se sentia puxada para todos os lados. Não só tinha que lidar com assistentes ameaçando ir embora, não só o supervisor do centro ameaçava tirá-las dali, como também precisava o tempo todo garantir a Min que ela não havia sido abandonada.

"Acho que não é assim que alguém de vinte e poucos anos deveria viver", Julia ponderou.

"Verdade", eu disse, e acrescentei: "Sua avó tem sorte de ter você."

"Eu que tenho sorte", Julia disse, sinceramente. "Ela me salvou. Sem ela, não sei quem eu seria ou onde estaria."

Quando ouvi isso, preocuparam-me todas as formas como a doença poderia abusar da sua gratidão e encerrei o nosso primeiro encontro com uma suave insistência para que Julia voltasse sempre que se sentisse sobrecarregada.

Não posso dizer que fiquei surpresa quando ela me contatou em menos de uma semana. Sua assistente favorita, com quem mais contava, anunciara abruptamente que ia embora, e Julia estava em pânico. Essa assistente (vou chamá-la de Yu Yan), ao contrário das anteriores, tinha de fato feito um esforço para entender a doença. Ela reconhecia que Min tinha um problema "no cérebro" e às vezes a imitava carinhosamente para fazer Julia rir.

Foi por isso que Julia ficou chocada quando soube que Yu Yan estava pronta para desistir. Ela foi correndo para o apartamento de Min e lá estava a assistente aos prantos. Chorava não porque Min tivesse gritado ou tentado expulsá-la, mas porque dissera a Yu Yan que ela não era confiável. Min acusara Yu Yan de continuar ali apenas porque tinha uma criança doente em casa e não podia se dar ao luxo de perder o emprego.

"O problema da sua avó," Yu Yan disse a Julia, soluçando, "não é que ela seja má ou tenha uma doença. O verdadeiro problema é que ela ainda é bastante sensata."

A observação abalou Julia. Ela percebeu que, por mais que sua avó agisse de forma louca, Julia ainda acreditava que havia uma lógica no comportamento dela, talvez uma lógica estranha e deformada, mas com um sentido subjacente. Contando-me isso, Julia me deu um sorriso maroto e completou: "Minha avó é mais do que sensata. Ela é um gênio".

Vendo minha expressão de quem acha graça, ela continuou: "Olha o que minha avó consegue fazer".

Evidentemente, não era a primeira vez que Min usara informações pessoais para conseguir o que queria. Uma assistente anterior tinha sido dispensada no fim de semana porque Julia iria dormir lá. Não era verdade, mas quando a assistente quis verificar com Julia, Min respondeu ríspida: "O quê, só porque eu sou velha você não confia em mim? Não quero lidar com pessoas que não confiam em mim". A assistente, jovem e inexperiente, fraquejou. E Min sabia exatamente o que dizer para selar o acordo: "Por que você iria querer passar o fim de semana comigo quando tem dois filhos pequenos em casa?".

"Estou muito cansada disso tudo", Julia confidenciou.

"Claro que está", eu disse. "Não deve ser fácil ser manipulada por todos esses anos."

Surpresa, Julia perguntou: "Como minha avó consegue ser manipuladora tendo Alzheimer? É possível que esse termo se aplique?".

"Não é tão simples", eu disse. "Só porque Min tem Alzheimer não significa que não possa maquinar coisas." Julia pareceu duvidar.

Muitos cuidadores já me lançaram o mesmo olhar. A maioria das pessoas pensa que o Alzheimer prejudica a razão porque interfere na cognição e nas funções executivas. Com certeza isso acontece, mas não quer dizer que as vítimas se tornem indefesas. Elas continuam capazes de conseguir o que querem, de nos fazer acreditar nelas, de nos enredar em discussões. No entanto, seguimos subestimando os pacientes por causa do nosso próprio entendimento do que a razão envolve.

Quando Damásio examinou Elliot pela primeira vez, não captou o problema de imediato. Ele reconhece que, como todos nós, estava inclinado a ver a razão como algo separado das nossas emoções desajeitadas e indisciplinadas.[3] Essa, é claro, é a sabedoria que herdamos dos tempos de Platão e que perdura até o século XXI.[4] As emoções podem dar um colorido à vida e até fazer a vida valer a pena, mas quando se trata de tomar decisões, acreditamos que elas atrapalham a razão. Foi por isso que os médicos de Elliot não conseguiram diagnosticá-lo. Como alguém tão tranquilo, com faculdades cognitivas funcionando a pleno vapor, poderia se comportar de maneira tão irracional? Isso desafiava o senso comum.

A percepção de Damásio, agora respaldada por décadas de pesquisa, prova que não existe algo como a "razão pura".[5] Razão e emoção, longe de serem distintas, na verdade se sobrepõem. No entanto, por muito tempo, os cientistas pensaram que o neocórtex, que lida com processos "superiores" (força de vontade, pensamento sutil, tomada de decisões complexas), funcionava separado do subcórtex, onde se encontram os nossos processos "inferiores" (regulação biológica e emoções). Naturalmente, também se presumia que, quando surgiam grandes problemas, o neocórtex fazia todo o trabalho pesado enquanto os componentes da nossa natureza mais básica ficavam em segundo plano. Como Damásio afirmou, parece que temos uma narrativa do cérebro que separa o "andar de cima" do "andar de baixo". Mas o fato é que essa versão não corresponde à realidade neural: os compartimentos "inferiores" ou "do andar de baixo"[6] são tão essenciais quanto o neocórtex para a tomada de decisões racionais.

Hoje sabemos que a mente e o corpo não são fisiologicamente divisíveis. A mente, o que quer que seja, é uma amálgama do cérebro, do corpo e do ambiente em que coexistem. Para Damásio, "os sistemas, de que as emoções e os sentimentos dependem de forma crítica, incluem não só o sistema límbico, uma ideia tradicional, mas também alguns dos córtices pré-frontais do cérebro e, de forma mais importante, os setores cerebrais que recebem e integram os sinais enviados pelo corpo".[7]

Esses sinais, que constituem a resposta fisiológica do corpo à experiência, nos informam se algo é bom ou ruim, seguro ou ameaçador. Damásio chama essas reações — por exemplo, os batimentos cardíacos acelerados quando se está ansioso — de "marcadores somáticos" e defende que eles são indispensáveis para a tomada de decisões.[8] De fato, quanto mais aprendemos sobre o cérebro, mais evidente fica que as emoções necessariamente influenciam a nossa forma de pensar. Na falta de preferências e sentimentos, nossa mente teria que peneirar inúmeras opções,[9] sem que uma parecesse melhor do que a outra.

No caso de Elliot, a conexão neural entre cognição e emoção de algum modo havia sido cortada. Elliot podia raciocinar, mas suas decisões não tinham aplicação na vida real. Assim como a memória perfeita de Funes o tornara incapaz de extrair significado de suas experiências, a incapacidade de Elliot de reagir emocionalmente a uma experiência o tornava incapaz de valorizá-la. Ele não conseguia terminar nada nem se comprometer com nada porque nenhuma tarefa ou pessoa era mais importante do que outra.

Embora Min tivesse falhado nos testes cognitivos nos quais Elliot passara com facilidade, em geral ela se saía melhor na vida exatamente porque, ao contrário de Elliot, conseguia *sentir* como deveria lidar com uma situação. Tendo marcadores somáticos para guiá-la, não era boba. Muito pelo contrário, era ela que fazia os outros de bobo, valendo-se de estratégias emocionais que lhe serviram no passado.

Se emoção em excesso tornava Min desconfiada das pessoas, a falta de emoção fazia Elliot confiar em pessoas que não pensariam duas vezes antes de traí-lo. Em nenhum dos casos, entretanto, os respectivos modos de comportamento irracional foram vistos como problemas neurológicos. Como Elliot parecia inteligente e "ligado", seu comportamento fazia as pessoas pensarem que ele era indiferente, preguiçoso e cabeça-dura. Min, por outro lado, era vista como má, inconveniente e impetuosa, já que sua firmeza e determinação não pareciam derivar de uma mente que estava desacelerando.

Quando Julia correu para casa depois que Min enganou a assistente convencendo-a a ir embora, as duas brigaram. Será que Min não se dava conta de que estava fazendo Julia perder tempo e energia? Julia já não lhe dissera tantas vezes o quão difícil era conseguir ajuda? Min não sabia há quanto tempo Julia não saía para fazer algo para si mesma? Min se recusava a ouvir. Ela é que sofria um mal. Ela é que tinha sido abandonada por uma neta ingrata, uma pessoa egoísta demais para passar o dia com a avó.

Nesse ponto, Julia saiu furiosa, deixando a avó sozinha.

Ao me contar isso, Julia estava arrependida. Lamentava ter explodido, ter ficado indignada, e ter abandonado sua avó por um tempo. O que ela precisava fazer, disse seriamente, era aprender a deixar as emoções de lado.

Embora Julia acreditasse que as emoções estavam turvando seu julgamento, eu acreditava que a raiva dela naquele dia era um aviso adaptativo de que ela não estava aguentando mais. Era a culminância de uma vida inteira de incidentes em que se sentira controlada pela avó, incidentes sobre os quais tinha se mantido calada. Quando abandonou Min, estava escolhendo seu próprio bem-estar em detrimento das necessidades de sua avó e, em vez de atrapalhar a razão, a raiva finalmente a ajudou a estabelecer um limite. A raiva, eu a tranquilizei, não a tornava uma pessoa má; era uma resposta saudável a uma situação insalubre.

Como os marcadores somáticos de Min continuavam intactos, assim também estavam seu sentido de certo e errado. Quando se sentia contrariada, maltratada ou tratada com condescendência, suas antenas emocionais estremeciam e ela respondia de maneiras tanto enfáticas quanto sutis. Essa consciência emocional, exacerbada pelo Alzheimer, impedia Julia de ver Min como uma pessoa debilitada pela doença. E quando discutiam, os marcadores somáticos de Julia, por sua vez, faziam-na sentir que ainda estava diante da mulher formidável a quem precisava agradar, a quem tinha que provar que era digna de confiança e amor.

Profissionais de saúde costumam brincar que nunca ganharam uma discussão com um paciente de Alzheimer. O que se subentende disso, claro, é que tais discussões são inúteis porque os pacientes não conseguem seguir a nossa lógica. Mas o que as pessoas em geral não mencionam é que discutir também é inevitável. Discutimos com nossos pacientes não porque não conseguimos aceitar suas limitações, mas porque somos provocados e encorajados por suas forças. Os pacientes podem ser bastante ágeis em se defender, fornecendo uma réplica atrás da outra, mesmo depois de terem perdido o fio da discussão. Porque são levados pelas emoções.

Paul Slovic, um pesquisador que estuda predisposições e tomada de decisões, explica que todos nós gostamos de pegar atalhos emocionais ao tomar decisões. A pergunta "O que penso?" é implicitamente substituída em nossa mente por "Como me sinto?". Isso é chamado de *heurística afetiva*.[10] Acenando para Damásio, Slovic sugere que nossas avaliações emocionais e nossos estados físicos estão entrelaçados e que ambos são indicadores-chave da tomada de decisão. Como tendemos a nos deixar levar pelos nossos sentimentos, em geral vemos o comportamento emocional dos pacientes com demência como normal, especialmente quando discutem conosco, já que eles, como nós, também continuam se deixando levar pelas emoções. E como essas heurísticas não desaparecem quando a demência surge (pelo contrário, tornam-se mais úteis), o fio emocional das discussões não necessariamente muda.

Na verdade, o Alzheimer às vezes pode fazer os pacientes parecerem ainda mais formidáveis. Min, desprovida do peso do contexto e da lógica, tinha algo invejável: certeza. E essa sensação de certeza, que é tanto um traço de personalidade quanto um produto do Alzheimer, a impulsionava durante as discussões. Ela ou imediatamente esquecia fatos inconvenientes ou não conseguia processá-los e, assim, suas exigências irracionais pareciam vir de uma mulher poderosa, embora cabeça-dura, e não de uma vítima de um distúrbio cerebral.

Então, se a razão pura não existe e as emoções são uma parte essencial do raciocínio, como podemos diferenciar o raciocínio falho de um cérebro saudável e o raciocínio deficiente de um cérebro danificado? Não é de admirar que Julia às vezes, meio que brincando, questionasse a própria existência do Alzheimer de sua avó.

Julia estava desesperada. Ela não queria obedecer toda vez que sua avó a chamava, mas também não queria conviver com a raiva de Min, porque, sempre que Min a acusava de não visitá-la ou de não estar ao seu lado, o medo de decepcioná-la, que Julia carregava desde a infância, invariavelmente surgia. Ela então se sentia obrigada a defender sua posição, insistindo que a visitava frequentemente. Min, no entanto, via essa insistência como uma briga, e brigas eram mais uma prova da desobediência e da traição de Julia.

O que ela poderia fazer? Disse a Julia o que costumo dizer a outros cuidadores: uma mentirinha pode ajudar muito. Ela poderia prometer visitar e não visitar. Mas Julia achava errado mentir e estava convencida de que seria pega. "Se é importante para ela, ela vai lembrar", disse.

Expliquei que o que era primordial para Min não era tanto a verdade, mas o sentimento de que era querida. Para impedir a avó de ficar com raiva, era preciso aprender a lidar com as emoções por trás das acusações. Julia tinha que aprender a "falar Alzheimerês",[11] que clinicamente significa focar mais nos sentimentos do paciente do que nos fatos, que para o paciente mudam a todo instante.

Embora Julia compreendesse o que eu estava dizendo, ela não conseguia aceitar inteiramente. A ideia de abrir mão da verdade ao lidar com um ente querido não é algo que se introjeta com facilidade. Eu estava perdida. Como poderia fazer

Julia se livrar de seus sentimentos de inadequação e culpa quando ela acreditava em tudo o que sua avó dizia?

Eu continuava preocupada com isso quando Julia me convidou para visitar as duas no Ano-Novo Chinês. Aceitei o convite com prazer, esperando que o encontro apresentasse uma oportunidade de demonstrar que as convicções de Min eram tão volúveis quanto seus humores.

No dia marcado, pus um vestido vermelho (considerada a cor da sorte na China) e levei um grande bolo de café, laranjas e bolinhos, que também estão associados à boa sorte. Não tinha ideia de como Min me receberia enquanto eu ia, ansiosa, de metrô até o Queens. Talvez ela me visse como outra intrusa, e eu acabasse piorando as coisas para Julia. Felizmente, ela me cumprimentou com um grande abraço e logo começou a fuçar a cesta de comida. "É muita coisa", disse, satisfeita, e insistiu para que comêssemos logo o bolo de café. Ela fez um bule de chá e me entregou um pequeno envelope vermelho que tinha dinheiro dentro, o que é uma tradição do Ano-Novo Chinês. Pareceu encantada quando, com gratidão, aceitei o envelope.

Min era pequena, frágil, mas ainda era ágil. Se Damásio havia sido desarmado pela compostura de Elliot, eu fiquei impressionada com o quão sintonizada com as emoções Min parecia. Ela se divertia quando eu me divertia e, ansiosamente, cutucava Julia para que me explicasse tudo o que despertava minha curiosidade. Como anfitriã, irradiava afeto, seus olhos brilhavam com determinação. O fato de não falarmos a mesma língua não nos deteve. Mesmo quando Julia fazia uma pausa na tradução, Min e eu gesticulávamos à beça e parecíamos nos entender. Ela era como qualquer avó, querendo alimentar seus convidados e ávida por se gabar dos netos.

Durante todo esse alvoroço, Julia parecia arrependida e desconfortável, mas eu lhe garanti que estava acostumada a ser manipulada por imigrantes idosos e miúdos — no meu caso, judeus russos. A essa altura, eu já havia estado com bastantes pacientes com demência para entender sua capacidade de alternar entre confusão e amabilidade, o que às vezes os fazia parecer encantadoramente "ligados". O que eu não esperava, no entanto, era que acharia Min tão adorável e que ela facilmente me conquistaria com seu evidente carinho por Julia, aproveitando cada oportunidade de tocá-la, beijá-la e acariciá-la. Num dado momento, ficaram de braços dados, quase se fundindo uma na outra.

Olhando para elas, comentei o quão feliz Julia parecia. "Sim", Julia respondeu animada. "Ela é o meu bolinho, meu pedaço de marshmallow. Ela tem um sorriso só pra mim, um sorriso nosso."

À medida que a tarde passava, fui ficando cada vez mais tocada pelo dilema de Julia. Como ela poderia se distanciar de uma relação que era tão amorosa e reconfortante quanto insalubre? Vendo-as juntas, eu me senti culpada pelo que estava prestes a fazer. No entanto, perguntei a Min com que frequência Julia a visitava e passava a noite com ela. Julia me deu um sorriso nervoso, mas traduziu a minha pergunta com fidelidade.

Min respondeu: "Quase todo dia", e segurou a mão de Julia. Julia pareceu chocada.

Então perguntei a Min se alguém mais a ajudava. Min olhou para Julia e respondeu: "A gente ajuda uma à outra".

"Mas tem mais alguém?", perguntei.

"Não", ela respondeu com firmeza.

Julia então cutucou sua avó: "E as assistentes?".

"Ah", Min concordou, como se tivesse acabado de se lembrar. "Elas são muito boas."

Julia riu e perguntou se ela tinha certeza disso. Min deu de ombros e disse que, embora não precisasse delas, eram mulheres decentes e profissionais. Novamente, Julia ficou surpresa.

Explicou-me que era típico de Min fazer isso quando estava de bom humor. Claro, de mau humor, falou, Min achava que todos estavam contra ela.

Justo enquanto eu pensava comigo mesma como aquela pequena demonstração estava indo bem, Julia pegou a mão de Min. Elas falaram gentilmente por alguns segundos. Em seguida Julia, com lágrimas nos olhos, me contou o que Min havia dito: "Na nossa próxima vida, eu virei te encontrar. Sempre vou tentar te achar, e ficaremos juntas".

Pude perceber que Julia acreditava que, de algum modo, sua avó entendia que Julia era a única pessoa que estava ao seu lado. Vendo-as juntas, fiquei impressionada com a semelhança entre elas. Suas feições não eram parecidas, mas seus rostos expressavam tanto melancolia quanto contentamento. Seria esse o momento de lembrar Julia de acreditar apenas *nesta* Min e não na Min paranoica que poderia ressurgir a qualquer momento? A visão delas juntas me dizia que eu não seria capaz de ter êxito e convencer Julia de que ela deveria parar de acreditar na avó, do mesmo modo que Julia não seria capaz de convencer a avó de quantas vezes a visitava.

Esperamos que a mente "saudável" seja razoável quando a questão é no que acreditamos e desacreditamos. Mas as crenças estão intrinsecamente ligadas aos sentimentos,[12] e como nos sentimos está muitas vezes à mercê de como outras pessoas se sentem. Quando Min se sentia bem, Julia também se sentia. E quando Min dizia coisas boas para ela, Julia acreditava sem reservas. Da mesma forma, quando Min ficava agitada ou paranoica, Julia também ficava. Infelizmente, todas as coisas duras de que Min a acusava alimentavam a convicção de Julia de que ela não fazia o suficiente por sua avó.

Julia acreditava em Min porque a mente é feita para acreditar — acreditar, aliás, é automático.[13] Processamos e compreendemos afirmações presumindo primeiramente que são verdadeiras. Fazemos isso porque é mais fácil para o cérebro aceitar uma afirmação do que questioná-la, e é essa a razão pela qual aceitamos o que as pessoas dizem sem hesitar.[14] E mesmo quando os cuidadores sabem que seus entes queridos têm demência, mesmo quando sabem que não deveriam cair no que seus cônjuges, pais ou avós dizem, ainda assim não conseguem deixar de acreditar neles.

Entendo bem dessa credulidade. No ano que passei com o sr. Kessler, eu também, apesar de saber disso, acreditava no que ele me dizia, mesmo quando prometia não usar o fogão ou sair de casa sozinho. E se no momento em que conheci Julia eu já não acreditava nas promessas de uma paciente, não era porque tinha me tornado sábia; e sim porque não estava próxima daquela paciente em particular. Mas Julia não tinha esse privilégio. Ela era tão próxima da avó quanto era possível.

Voltando para casa de metrô naquela noite, percebi que eu também ansiava por uma realidade que divergia dos fatos. Eu queria que Julia não se deixasse afetar tanto pelas acusações de Min. Queria que Julia olhasse para a situação de uma perspectiva lógica, que encarasse a realidade para ser poupada de mais sofrimento.

Mas isso era presunçoso da minha parte. A Min que demonstrava carinho e bondade a Julia não era menos real do que a Min que gritava e desdenhava dela. Como eu poderia pedir a Julia para escolher em qual Min acreditar? Descartar uma implicaria em descartar a outra. Para Julia, Min não era composta de partes diferentes, algumas mais confiáveis do que outras. Quando nos relacionamos com pessoas que conhecemos e amamos, sentimos a presença de um eu essencial — não de um cérebro fragmentado e intermitentemente confiável.

Acreditar em Min, mesmo que isso causasse a Julia culpa e angústia, pode parecer um erro de julgamento, mas, como aprendi ao longo dos anos, o que talvez pareça irracional e autossabotador para os de fora pode, na verdade, constituir uma troca racional para os cuidadores. A dor que Julia sentia por levar a sério as palavras ofensivas de Min ainda era menos dolorosa do que enxergar Min como alguém cujas palavras ela poderia agora e para sempre ignorar. Como é que eu, alguém que não tinha uma história com Min, poderia determinar o que era ou não razoável para Julia?

9.
Ah, humanidade

Por que atribuímos uma intenção ao
comportamento dos pacientes

Às vezes, cuidadores me perguntam que livros podem ajudá-los a entender o que estão atravessando. Em geral, eles têm em mente os vários manuais que oferecem conselhos práticos. Não vejo nenhum problema em recomendar tais livros, assim como alguns romances e contos que lidam especificamente com o Alzheimer e outros distúrbios de demência. Mas, na minha opinião, não são os livros sobre distúrbios de demência que capturam a tensão existencial, a estranheza e o mundo sinistro, ainda que ordinário, da doença. São, sim, as obras de ficção — que abordam de maneira oblíqua os problemas da existência, aumentando e distorcendo ligeiramente a realidade — que parecem destilar a experiência do cuidador.

Consideremos a dinâmica triste e estranha entre o que é, por assim dizer, um cuidador e um paciente em *Bartleby, o escrivão*, de Herman Melville.[1] Nessa história, um advogado idoso de Wall Street, por volta de 1853, decide contratar um escrivão adicional para copiar documentos legais. Ele faz um anúncio e, numa manhã, encontra na soleira da porta "um homem imóvel [...] palidamente limpo, tristemente respeitável, incuravelmente desamparado!".[2]

No início, Bartleby é uma dádiva. Quieto, trabalhador e estável, ele copia "à luz do sol e de velas [...] de forma silenciosa, pálida e mecânica".[3] Mas aí, um dia, quando nosso narrador lhe pede para examinar um documento curto, Bartleby responde:

"Prefiro não". O narrador não acredita no que está ouvindo. Ele repete o pedido, porém, recebe a mesma resposta. Como Bartleby não deixa transparecer qualquer emoção ou sinal de insolência, seu empregador perdoa a insubordinação. Alguns dias depois, ele pede de novo a Bartleby para executar uma tarefa e de novo Bartleby recusa, educadamente. "Prefiro não", diz com suavidade.

Qualquer outro homem, o narrador garante, teria sido demitido naquele momento. "Mas havia algo em Bartleby que, estranhamente, não apenas me desarmava, mas que me tocava e me desconcertava de uma maneira maravilhosa."[4]

Quem é esse sujeito peculiar que se recusa a atender pedidos razoáveis do seu empregador cada vez mais perturbado? Não sabemos, pois o narrador não sabe nada sobre ele, exceto que não tem uma casa. Embora Bartleby tenha agora parado de trabalhar, ele permanece no lugar, olhando pela janela para uma parede de tijolos. O narrador está perdido. Seus outros escrivães estão ficando ressentidos, e os clientes começando a imaginar coisas. Mas suas súplicas não comovem o homem. Então ele dá a Bartleby seis dias para deixar o local. No sexto dia, no entanto, Bartleby continua lá. Oscilando entre a impaciência, a irritação e a descrença, o narrador encontra uma solução desesperada: em vez de expulsar Bartleby à força do seu escritório, ele mudará suas atividades jurídicas para outro edifício, deixando assim para trás o problema de Bartleby.

O narrador vai embora e Bartleby fica lá. Algum tempo depois, o narrador fica sabendo que Bartleby foi despejado, mas continua a rondar o edifício. Ele corre até o seu antigo escritório e implora a Bartleby para ir embora. Até oferece a Bartleby que vá para a sua casa, mas Bartleby prefere não ir. O que faz o narrador? Resolve tirar férias; simplesmente não consegue entender ou lidar com um homem que prefere não cuidar de si mesmo.

Embora o narrador possa não saber o que fazer com Bartleby, não faltam críticos que acham que sabem.[5] Para alguns leitores, Bartleby é uma vítima estoica do capitalismo; para outros, um artista rebelde vitimado por uma cultura burguesa; para outros ainda, uma figura cristã enviada para redimir seu empregador mundano e materialista. Ou talvez ele seja um símbolo de solidão em um universo absurdo e sem sentido, cuja presença reflete o isolamento da sociedade estadunidense?

Na nossa cultura contemporânea, sempre pronta para dar diagnósticos, seria imputada a Bartleby uma doença mental ou neurológica. Certamente, um comportamento tão apático, passivo e não comunicativo sinaliza um transtorno de personalidade esquizoide ou se encaixa em algum lugar no espectro autista. Mas será que essa também não é uma maneira de tornar um mistério mais palatável, usando termos com os quais estamos familiarizados?

Enquanto muitos leitores e críticos gostam de se ver em Bartleby, eu me vejo como o narrador desamparado. Nada me lembra tanto dos meus dias de cuidadora de forma tão visceral quanto os esforços desesperados e inúteis do advogado para ajudar o pálido escrivão. É o desespero do narrador que produz o relacionamento cômico e unilateral deles, já que Bartleby não aprecia sua preocupação nem a solicita. O narrador pode ter uma posição social e dinheiro, mas é Bartleby quem parece estar no controle.

Para mim, a dinâmica entre eles não é a de um empregador poderoso e um trabalhador vulnerável, mas a de uma mente "normal" bem-intencionada, tentando desesperada entender uma mente em tudo diferente da sua. O narrador é tão sincero, tão apaixonado, tão decidido a esclarecer o comportamento de Bartleby que não reconhece a inutilidade do seu *próprio* comportamento. E mesmo quando entende que a reação às suas perguntas será sempre o intransponível "Prefiro não" de Bartleby, ele persiste.

Esse comportamento é diferente do da maioria dos cuidadores? Mesmo quando sabemos que não existe uma boa resposta, seguimos perguntando aos nossos pacientes: Por que você não me ouve? Por que você escondeu o papel higiênico? Por que você está catando lixo na rua? Por que você continua a usar o mesmo suéter sujo se eu separei um limpo?

Já que, por vezes, *Bartleby, o escrivão* é cômico, absurdo e triste, pode parecer preocupantemente familiar para os cuidadores. Nós, como cuidadores, não descarregamos a nossa raiva, mesmo sabendo que o ente querido já esqueceu o motivo por que estamos chateados ou não consegue acompanhar o que estamos dizendo? Apesar de tudo, tal como o narrador de Melville, nós também persistimos. Que apropriado, então, que o narrador de Melville, não muito diferente do cuidador, seja de certa forma mais carente do que a pessoa que ele está tentando ajudar. Até mesmo o fato de estar tentando fazer o bem dificulta que veja o quão ineficaz ele é. Ele corre atrás de Bartleby não só em busca de respostas, mas também de validação, de conexão e, em última instância, de perdão.

Quanto aos críticos que acreditam que o narrador está impondo normas sociais tirânicas ao pobre Bartleby, provavelmente eles nunca se viram numa situação comparável. É incrível como é difícil para as pessoas salvarem alguém de si próprio sem tentar impor a realidade delas mesmas. Assim como alguns pacientes com demência, Bartleby não cede, mas se retira ainda mais para o seu próprio mundo, deixando o empregador ao mesmo tempo frustrado e compadecido. Bartleby, pensa o empregador, deve estar terrivelmente solitário, e, imaginando a profundidade dessa solidão, lhe é inevitável sentir uma "melancolia fraternal".[6]

Mas será que Bartleby *está* solitário? Quem sabe? Tudo o que sabemos é que as suposições do narrador revelam mais sobre ele do que sobre o escrivão. A maioria de nós, é claro, assume o papel do narrador porque nossa mente, como a dele, está no campo da dedução. Ou seja, estamos sempre procurando razões, motivações e crenças que possam nos fazer entender o comportamento das pessoas.[7]

Esse campo da dedução é tão sério que começa muito cedo no nosso desenvolvimento. Considere o que acontece quando mostramos a língua para um bebê; ele em geral também nos mostra a língua.[8] Os bebês fazem isso porque nossos "neurônios-espelho"[9] literalmente espelham o comportamento dos outros. Se vemos alguém pegar uma xícara de café, nossos neurônios-espelho automaticamente representam esse movimento no nosso cérebro, como se nós mesmos estivéssemos pegando o café. O impulso de espelhamento ou "sistema de imitação"[10] é, de fato, o primeiro passo do nosso cérebro para entender outras pessoas.

Imitamos as pessoas tanto com nosso cérebro quanto com nosso corpo. Nós nos contraímos quando alguém sente um choque e nos encolhemos quando alguém é humilhado. Sentimos literalmente a dor de outras pessoas porque nossos sistemas nervosos automáticos reagem ao sofrimento delas.[11] Nosso rosto, embora possamos não notar, está ocupado copiando as reações dos outros.[12] (É sintomático que as pessoas que receberam injeções de Botox não sejam tão boas em detectar e entender as emoções, precisamente porque seus músculos faciais não podem imitar as expressões dos outros.)[13] E se tomarmos um analgésico,[14] que, como sabemos, ajuda a aliviar a dor social, tornamo-nos menos empáticos ao ver manifestações de rejeição ou desconforto de outras pessoas. E esse espelhamento automático, que permite a empatia, pode de fato se tornar problemático para muitos cuidadores.

Uma cuidadora, que chamarei de Shelley, me falou que mal consegue olhar quando sua mãe tenta ler um livro ou uma revista. Sua mãe, outrora uma professora brilhante e leitora voraz, agora parece perdida e triste ao virar as páginas. "Não posso imaginar o que minha mãe está sentindo", Shelley me disse algumas vezes. Ela realmente *não pode* imaginar. No entanto, não pode deixar de tentar sentir aquilo pelo que sua mãe está passando. No instante em que percebe a tristeza da mãe, seus neurônios-espelho não só a imitam, como também fazem Shelley supor que elas estão compartilhando a mesma tristeza.

Ela está longe de ser a única a sentir o que os psicólogos chamam de "contágio emocional",[15] que é um subproduto do nosso sistema de imitação.[16] Embora a empatia pareça essencial para cuidar bem de alguém, ela também pode ser, como observa o psicólogo Paul Bloom, um obstáculo surpreendente.[17] Dado que o egocentrismo é "incorporado", a nossa compreensão das outras pessoas começa conosco. A dor que sentimos de forma automática, em resposta ao que consideramos ser a dor de outras pessoas, pode nos enganar nos fazendo crer que de fato entendemos essa dor. Mas não entendemos realmente. Shelley pode acreditar que entendeu o que sua mãe sentiu, mas será que ela estava certa? A mãe estava sofrendo por si própria da mesma maneira que a filha estava sofrendo pela mãe? Até que ponto ela tinha a capacidade de compreender o que havia perdido? E quanto tempo levaria para passar a sentir outra coisa enquanto sua filha ainda ficava presa na tristeza?

Espelhar as pessoas é apenas um dos caminhos que o cérebro pega para entender os outros. Outro caminho, um pouco mais sofisticado, utiliza o raciocínio social para interpretar o comportamento. É o que os psicólogos chamam de "leitura da mente"[18] — a tendência a procurar intenções, desejos e crenças ao decifrar os outros. A "leitura da mente" nos é tão natural que temos muito pouco controle sobre como ou quando ela é acionada. No elegante experimento do triângulo de

Heider-Simmel,[19] os participantes foram convidados a assistir a formas se movendo de modo aleatório numa tela branca. O que aconteceu foi que eles não observaram passivamente. Depois de um tempo, começaram a ver um drama se desenrolar. As formas que se moviam de forma aleatória se tornaram personagens distinguíveis: agressores, vítimas, heróis, vilões e semelhantes. Formas individuais começaram a ter emoções, planos e intenções.

Anos depois, quando os cientistas puderam realizar uma ressonância magnética do cérebro,[20] replicaram o experimento e observaram que as áreas de leitura da mente no córtex pré-frontal medial, no córtex pré-frontal dorsolateral, na junção temporoparietal e no córtex do cíngulo posterior foram todas ativadas pelas formas que apareceram na tela.

Por que somos tão "cheios de intenções", tão dispostos a atribuir algum propósito a formas geométricas que se movem aleatoriamente? A resposta envolve talvez a maior aspiração evolutiva do nosso cérebro: a previsão.[21] No que diz respeito ao cérebro, não há aspecto mais crucial para a sobrevivência do que prever o que outras mentes estão fazendo e por quê. E como a única maneira de fazer previsões é vendo os outros como obstinados e não como pessoas que fazem as coisas a troco de nada,[22] de modo intuitivo lhes atribuímos intenções. Para o filósofo Daniel Dennett, essa "postura intencional"[23] interpreta "o comportamento como se fosse realizado por um agente racional cujas ações são o produto de escolha, deliberação, crença e, acima de tudo, propósito".

Essa intuição é tão premente que falamos ou, mais amiúde, gritamos com nossos telefones, carros, computadores, embora talvez não pelas razões que imaginamos. Enquanto objetos físicos continuam a funcionar da forma prevista, o cérebro os trata como inanimados, mas assim que falham ou não atendem às nossas expectativas, as partes cerebrais de leitura da mente são acionadas, e de repente acreditamos que estamos vendo coisas que exibem preferências e intenções.[24]

Essa propensão para "ler a mente" é que torna difícil para o narrador de Melville não atribuir uma intencionalidade à singular apatia de Bartleby. À medida que a história se desenrola, Bartleby não é o único que vai caindo numa espiral; o narrador também cai. Como muitos cuidadores, oscila entre pensar que seu "paciente" sofre de um "distúrbio inato e incurável"[25] (e, portanto, precisa ser mimado) e pensar que ele é apenas uma figura teimosa e perversa (e, portanto, precisa ser endireitado). Apesar de sentir que Bartleby não tem más intenções, o narrador também é "estranhamente provocado" por ele. Com certeza Bartleby sabe o que está fazendo. Até mesmo sua passividade impressionante parece intencional.

Esse sentimento é compartilhado pela maioria dos cuidadores que, embora possam "saber" que os pacientes não agem de propósito, ainda assim sentem que o fazem. Como é que os cuidadores podem *não* sentir isso quando nós, como seres humanos, imputamos motivações a formas geométricas? É evidente que os cuidadores vão ver intenção em pacientes mal-humorados e caprichosos. Na verdade, é o comportamento imprevisível dos pacientes (que alterna entre raiva e calma, lucidez e perturbação) que nos incita a ver uma mente voluntariosa e determinada, em vez de um cérebro debilitado. Só quando os pacientes ficam continuamente passivos ou dóceis é que os cuidadores deixam de ver uma intenção, o que facilita a aceitação da doença.

A proximidade também afeta a forma como percebemos mentes alheias. Os cinéfilos podem lembrar de Orson Welles em *O terceiro homem*, no alto de uma roda-gigante em Viena, contemplando um monte de figuras minúsculas e apressadas lá embaixo (ele as chama de "pontinhos"), declamando que elas não importam (então, o que importa se a penicilina que ele vende é falsa?). Na verdade, quanto mais distantes estamos dos outros,[26] menos provável é que nossos cérebros se envolvam numa "leitura da mente". É por isso que, em geral, é bem menos angustiante para os soldados matarem pessoas de forma remota, usando mísseis ou drones; eles não veem mentes, só veem corpos.

É claro, a maioria dos cuidadores não tem o privilégio da distância física ou psicológica. Aqueles que conseguem estabelecer alguma distância, como Misha, marido de Lara, apresentado no capítulo 2, acabam vendo os pacientes de forma menos emocional. Como Misha não era quem cuidava de Mila nem era atormentado pelas obsessões dela, para ele foi mais fácil aceitar o Alzheimer. Quando ele soube que Mila estava doente, viu a doença e não os histrionismos que ela carrega. "Se você pensar, é triste", Misha me disse, com Lara ao seu lado. "Para não vê-la como uma pessoa manipuladora, tive que parar de ver 'Mila' e começar a ver um cérebro doente."

Lara assentiu, mas acrescentou que para ela era exatamente o oposto. Era difícil parar de tratar Mila como alguém que sabia o que estava fazendo. Isso seria equivalente a reconhecer que Mila não era mais, assim Lara colocou, uma "pessoa-pessoa". Misha e Lara, cada um à sua maneira, resumiram o paradoxo ético de cuidar de pessoas com demência; ou seja, a dicotomia que a doença nos força a enfrentar: pessoalidade versus doença.

Parece cruel termos que escolher, mas é uma escolha enraizada em nossa biologia. Processos distintos e inconscientes nos fazem ver o mundo físico e o mundo mental de maneiras diferentes.[27] Afinal de contas, somos criaturas dualistas.[28] Consideramos que o mundo físico é regido por leis preordenadas (sejam mecânicas ou biológicas),[29] enquanto vemos o mundo mental como um mundo governado pelo livre-arbítrio.

Se quisermos prever como algo mecânico, por exemplo um relógio, vai se comportar, precisamos apenas conhecer as leis que o regem. Mas quando fazemos previsões sobre outras mentes, supomos que elas têm livre-arbítrio e agem de forma intencional. Então, como podemos esperar que os cuidadores suprimam esse poderoso instinto social?

Fazer isso pode parecer uma bênção. Sim, se parássemos de ver intenção, não responsabilizaríamos os pacientes e haveria menos brigas. Por outro lado, poderíamos estar arriscando algo muito pior. Quando deixamos de perceber a intenção, as áreas do nosso cérebro envolvidas no raciocínio social são desligadas, com isso paramos de ver as pessoas como portadoras de mente e as desvalorizamos como seres humanos.[30] É a expressão neurológica da "desumanização" e não surpreende que tenha consequências devastadoras.[31]

Meses depois da morte de Bartleby, o narrador ouve um boato de que seu ex-escrivão tinha sido funcionário da Seção de Cartas Mortas de Washington, uma agência do governo que se encarrega de cartas extraviadas, que eram destinadas a pessoas provavelmente falecidas. O fato de Bartleby ter trabalhado em um lugar assim deve tê-lo afetado profundamente, reflete o narrador. Afinal, quem não ficaria deprimido com todas aquelas cartas que não têm para onde ir? Em outras palavras, ele ainda está tentando entender o comportamento estranho de Bartleby. Tudo isso me leva a uma compreensão diferente da fala com que Melville termina a história: "Ah, Bartleby! Ah, humanidade!".[32] Penso que se refere não apenas ao pobre escrivão, como em geral se supõe, mas também ao resto de nós, que fazemos o máximo para compreender o incompreensível.

Tendo em vista o egocentrismo da mente, não deveria nos surpreender que as pessoas atribuam mais qualidades "humanas" a si mesmas do que aos outros.[33] A empatia, portanto, é concedida mais àqueles com quem nos identificamos do que àqueles que achamos estranhos.[34] Se o narrador tivesse aceitado que a mente de Bartleby era de fato diferente da sua própria mente, sua impaciência e raiva ocasionais poderiam ter sido mitigadas, mas aí a sua empatia também teria diminuído. O que continuou inquietando o nosso narrador foi a mesma coisa que o impeliu a ajudar, sentindo que conseguiria fazê-lo: a crença de que ele e Bartleby eram essencialmente parecidos.

Os cuidadores enfrentam uma situação análoga. Eles precisam ver os pacientes como suficientemente diferentes deles, para pararem de atribuir intenção, mas também como suficientemente semelhantes, para não perderem de vista a humanidade deles. É uma fronteira tênue, quase impossível, de se demarcar.

10.
Quando a coisa certa é a coisa errada
Por que é tão difícil abandonar a culpa

Liderei grupos de apoio para cuidadores por dez anos e ainda sinto uma onda de gratidão e entusiasmo quando os integrantes abraçam a oportunidade e revelam coisas que não contariam aos seus amigos mais próximos. O grupo é o lugar onde os cuidadores podem encontrar a compreensão, a compaixão e o humor que lhes escapam em outros ambientes, é o lugar onde podem lamentar abertamente e até mesmo desmoronar. Talvez essa troca de confiança entre os participantes nunca perca sua pungência para mim, porque sei o quão delicado é o processo e o quão rápido o sentimento de segurança pode desaparecer.

Estou pensando especificamente em um homem volátil de 35 anos — vou chamá-lo de James Hendley — que se juntou ao meu grupo de adultos mais velhos.* Embora eu me preocupasse que James pudesse não se encaixar bem, pois era mais jovem que os outros, esperava que ele recebesse dos cuidadores mais experientes o apoio de que precisava desesperadamente. Também esperava que a causticidade dele e que a intensidade com que se expressava autorizassem os demais integrantes a

---

* Nada é mais importante do que a confidencialidade nos grupos de apoio, pois o objetivo do grupo é incentivar a fala garantindo a privacidade. Os leitores devem estar cientes de que tomei precauções para disfarçar o perfil dos integrantes. Embora tenha feito essas alterações, fui fiel tanto às emoções quanto à dinâmica que com frequência emergem das sessões em grupo. [N.A.]

acessar sua própria raiva, algo que eu havia notado que esse grupo em particular relutava em fazer.

James estava lidando com sua mãe, que provocava nele muita amargura e hostilidade, sentimentos que prontamente compartilhou. Mas, em vez de provocar uma catarse, sua raiva só fez o grupo se sentir preso numa cilada. Cada vez que ele levantava a voz, os demais ficavam tensos, se mexiam nas cadeiras e desviavam o olhar. Algo no ressentimento indignado de James e nos seus desabafos repetitivos dificultava a compaixão.

Em seu primeiro encontro, o grupo soube que a mãe de James era mesquinha, detestável, rancorosa e ingrata. E que ela gostava de fazer jogos mentais. Esta última queixa chamou a atenção do grupo, que quis ouvir mais. Então, James falou da vez que, a pedido da mãe, preparou um jantar especial, mas, quando o serviu, ela olhou para a comida com desdém e questionou: "O que é isso?". James lembrou-lhe que ela havia pedido a refeição, porém, ela negou. E quando ele insistiu que ela comesse, ela empurrou o prato da mesa.

"Dá pra entender o que eu tenho que aguentar?", James questionou.

Mas o grupo não aceitou isso. Cada integrante lhe lembrou (algo que sempre desencorajei) que era a perda de memória, e não um jogo mental, que a fizera negar ter pedido a refeição.

"Eu entendo que ela tem uma doença, mas por que tem que ser tão má por causa disso?", James retrucou.

Normalmente, o grupo teria focado na tristeza por trás daquela teatralidade, mas o tom truculento de James irritou a todos. Não era maldade, insistiram, e sim oscilação de humor, algo que sua mãe não podia controlar.

"Ela nasceu com oscilação de humor!", James retrucou outra vez.

Nesse ponto, intervim. Queria que o grupo se preocupasse menos com o estado emocional da mãe de James e mais com o que isso estava provocando nele. Sem se preocupar em esconder sua satisfação, James disse que não aceitava com passividade o abuso da mãe. Sempre que ela fazia "uma de suas manobras", ele a confrontava. Até lhe dissera que ninguém a visitava porque "ninguém quer passar tempo com uma velha detestável".

Quando James terminou, o integrante mais velho do grupo, Tom, opinou. "Sabe", ele falou suavemente, "você nunca vai ser valorizado como gostaria. É algo que você precisa aceitar."

James olhou para ele furioso, mas Tom seguiu em frente: "Você tem que entender que quando sua mãe faz pirraça não é culpa dela. Ela está doente, você não, então é você quem tem que parar de fazer joguinhos".

James ficou em silêncio, mas de um jeito tão ressentido que ainda conseguiu perturbar a todos. Talvez a autoridade tranquila de Tom e sua posição sênior no grupo tenham desencadeado algo no homem mais jovem. Normalmente, quando alguém parece desconfortável ou repreensivo, os outros dão um passo atrás, permitindo que a pessoa recupere sua compostura. Dessa vez não foi assim. Ao contrário, todos fizeram pressão, um depois do outro, apoiando o ponto de vista de Tom.

A atitude do grupo era compreensível, mas eu não gostei do que estava acontecendo. Os integrantes estavam usando a veemência de James contra ele. No entanto, quando tentei redirecionar a atenção deles, eles não responderam. Continuaram fixados em James, um deles até sugeriu que ele assistisse a um vídeo educacional sobre distúrbios de demência.

"Ok", eu disse. "Já chega. Todos esses conselhos não são úteis; não é para isso que estamos aqui. Uma palestra sobre Alzheimer não é o que James precisa de nós neste momento."

Surpresos, todos ficaram em silêncio. Eu nunca tinha falado nesse tom antes; nunca havia criticado algo que o grupo sugerira.

Mais tarde, caminhando de volta para casa, me repreendi. Normalmente, eu teria permitido que o grupo investigasse o que havia acontecido. Teria perguntado a James o que sentiu quando todos estavam contra ele, chamando a atenção para o quão chatas e desdenhosas as palavras do grupo devem ter soado. Teria incentivado o grupo a pensar sobre a necessidade de "consertar" James em vez de apenas ouvi-lo. Perdi uma oportunidade de explorar o que a raiva de James pela mãe havia despertado nos outros.

Já em casa, cerca de quarenta minutos depois de chegar, percebi que eu estava mesmo com raiva, tanto do grupo quanto de mim mesma. Fizera com eles o que eles haviam feito com James: fiz com que se fechassem. Foi a primeira vez que senti algo além de afeição pelo grupo.

Embora o grupo possa achar sensato dizer a James para não culpar a mãe pelo comportamento dela, acredito que isso não só é clinicamente prejudicial — ou seja, moralizante —, mas é também pedir demais. Ao repreender James, o grupo descartou (sem saber) as vulnerabilidades muito reais do cérebro "saudável", que tinham um papel importante no modo como James culpava sua mãe.

Para nos ajudar a entender as influências no raciocínio moral do nosso cérebro, consideremos um experimento mental clássico.[1]

Um bonde desgovernado está indo bem em direção a cinco pessoas, e todas vão morrer se o bonde não for detido ou desviado. No entanto, você tem a oportunidade de salvá-las. Ao puxar uma alavanca, pode direcionar o bonde para outro trilho, o que resultará na morte de apenas uma pessoa.

O que você faria? A maioria das pessoas não hesita em dizer que puxaria a alavanca.

Agora considere outra possibilidade: o mesmo bonde desgovernado está outra vez indo em direção a cinco pessoas, e a única maneira de salvá-las é empurrando fisicamente uma sexta pessoa de uma ponte para que seu corpo pare o bonde. Você faria isso? Você de novo sacrificaria uma vida para salvar cinco?

Embora pareça óbvio que sacrificar uma pessoa para salvar muitas seja a coisa certa a fazer na hipótese de puxar a alavanca, a mesma decisão parece moralmente errada na hipótese da ponte. Por que isso ocorre se o resultado final é o mesmo? Os correlatos neurais de cada reação podem nos dar uma pista.

Em 2001, o filósofo e neurocientista Joshua D. Greene e colegas seus usaram uma ressonância magnética funcional para observar o que acontece quando as pessoas raciocinam sobre certos dilemas morais. Em um desses experimentos,[2] puxar a alavanca ativou sistemas *cognitivos* (incluindo a memória de trabalho e as áreas dorsolateral, pré-frontal e parietal), enquanto o cenário hipotético da ponte ativou as regiões *sociais/emocionais* do cérebro (o giro frontal medial, o giro cingulado posterior e o sulco temporal superior bilateral). Kant, que acreditava que as emoções eram separadas do raciocínio moral,[3] não teria gostado de saber até que ponto as emoções entram em jogo na tomada de decisões morais.

No entanto, os seres humanos tendem a ser kantianos nesse aspecto: nossas intuições — manifestadas em sistemas sociais e legais de longa data — incorporam a crença de que os julgamentos morais derivam de um raciocínio objetivo e "superior". Guiado por essa crença, meu grupo estava convencido de que as emoções de James estavam impedindo-o de usar a razão para fazer o que era moralmente certo. Se ele pudesse deixar as emoções de lado, entenderia que os déficits neurais de sua mãe eram responsáveis pelo "mau comportamento" dela. Mas esse enfoque ignora algo fundamental. As últimas pesquisas em neurociência afetiva revelam que as emoções não apenas orientam as nossas decisões automáticas, como são também essenciais na tomada de decisões morais.[4]

Na verdade, essas decisões não são tão "especiais" ou "evoluídas" quanto pensamos. Valendo-se da teoria dos marcadores somáticos de Damásio, o psicólogo social Jonathan Haidt propõe um modelo "intuicionista social"[5] segundo o qual as emoções e sua "automaticidade" — isto é, seu papel nas decisões rápidas, intuitivas e inconscientes — são na verdade *mais* essenciais na tomada de decisões morais do que a nossa cognição mais lenta e deliberada. Essa visão é uma reprimenda ousada à tradicional visão racionalista da moralidade como produto de um raciocínio consciente e sofisticado — o que muitas vezes é considerado o estágio mais avançado do desenvolvimento humano.[6] O modelo intuicionista social postula que o pensamento moral é influenciado por emoções e instintos, e só depois a razão racionaliza nossas decisões estimuladas pelas emoções. Como Haidt afirma eloquentemente: "As emoções estão, de fato, no comando do templo da moralidade... o raciocínio moral é na verdade apenas um serviçal disfarçado de sumo sacerdote".[7]

A ideia de que a emoção é responsável por nossas posturas éticas e morais é difícil de aceitar. Mas talvez o primatologista Frans de Waal facilite o entendimento disso. De Waal adota uma abordagem "de baixo para cima" sobre o assunto, alegando que a moralidade humana evolui a partir dos sistemas de apego comuns a todos os primatas e mamíferos.[8] Isso não deveria nos surpreender, já que a biologia é essencialmente econômica por natureza e, como em muitos processos complicados, nosso sentido de moralidade pega carona nas respostas mamíferas existentes. Sentimentos de certo e errado, portanto, derivam dos mesmos instintos inatos e automáticos encontrados nos mamíferos. Eles também tendem a favorecer a cooperação e se inclinam para a justiça,[9] bem como para a desaprovação das transgressões sociais dos colegas mamíferos.

Mesmo sem ter um "raciocínio superior", muitos mamíferos se envolvem em interações complexas,[10] cumprindo um contrato social implícito que incorpora raiva, gratidão, desgosto, ciúme, alegria e medo. Na verdade, os animais até encontram maneiras de corrigir comportamentos que violam as normas sociais, como a injustiça ou a falta de cooperação.

Isso não significa que as emoções estejam *sempre* no comando dessas decisões. Joshua D. Greene e outros defenderam uma teoria de "duplo processo" da moralidade, que sustenta que diferentes cenários influenciam o grau em que a emoção ou a cognição entram em jogo.[11] Em situações que são sentidas como "pessoais" — como empurrar alguém fisicamente, levando a pessoa à morte —, as regiões de processamento *social/emocional* do cérebro são ativadas, fazendo com que pareça errado matar, mesmo que seja por um bem maior. Por outro lado, se um dilema moral não parece pessoal — matar alguém por um bem maior simplesmente puxando uma alavanca —, as áreas *cognitivas* do cérebro são ativadas, e matar vira um cálculo, portanto, mais fácil de justificar.

Você pode se perguntar qual a relevância dessa pesquisa para cuidadores cujo cônjuge, pai ou mãe age de forma grosseira ou maldosa. Cuidadores como James dirão que as transgressões de seus familiares parecem muito pessoais. Como vimos, quanto mais próximos somos das pessoas, mais o nosso raciocínio social é "ativado" e mais vemos o mau comportamento delas como uma violação moral. E como é que as transgressões morais de um ente querido podem não parecer pessoais?

Para compreender plenamente o dilema do cuidador, primeiro temos que reconhecer o que está acontecendo no cérebro do paciente. Pessoas com demência ainda são capazes de algum raciocínio moral e são muito sensíveis em relação a como devem ser tratadas. Sentem-se injustiçadas se acharem que estão sendo desprezadas, rejeitadas ou abandonadas. A mãe de James, por exemplo, julgava que ele se comportava mal — enquanto ele, segundo o grupo, deveria se abster de julgamentos morais.

Em outras palavras, a incapacidade de James de ignorar as ofensas da mãe decorre da "automaticidade" do Sistema 1 de pensamento rápido de Kahneman. James pode entender que sua mãe está doente, mas a consciência conceitual (Sistema 2) nem sempre consegue conter a raiva ou o julgamento (Sistema 1). No entanto, parece razoável perguntar por que o cérebro "saudável" de James, cuja função executiva não foi prejudicada, não é capaz de suprimir a culpa. A resposta é que aceitar uma violação moral como a injustiça requer muito autocontrole, e o autocontrole, conforme mencionado, é um recurso limitado.[12] À medida que os distúrbios de demência infligem sucessivas injustiças, os cuidadores sustentam uma carga cognitiva cada vez mais pesada. Na verdade, a própria capacidade de autocontrole de James também foi comprometida.

Gostamos de pensar que julgamos as ações de uma pessoa com base em seu estado mental. Certamente, deve-se levar em conta o comportamento que resulta de um acidente ou de circunstâncias fora do controle da pessoa antes de julgá-la. Mas, pelo visto, os seres humanos não são assim tão imparciais. Quando sentimos que o comportamento de uma pessoa passa dos limites, o julgamento vem primeiro. Ou seja, tendemos a ver uma intenção em comportamentos moralmente problemáticos,[13] *qualquer que seja* a causa deles. É injusto, então, esperar que os cuidadores resistam a ver uma intenção nos próprios comportamentos que provocam esse impulso.

No caso de James, o grupo estava simplesmente respondendo da maneira que considerava razoável: você não pode culpar uma pessoa se uma doença está afetando seu comportamento. Sem saber, os integrantes do grupo estavam endossando um lado de um antigo debate filosófico sobre determinismo e responsabilidade moral. Por intuição assumiram a posição "incompatibilista",[14] segundo a qual as pessoas que vivem num mundo determinista não podem ser moralmente responsabilizadas por seus comportamentos. A posição "compatibilista", representada involuntariamente por James, alega que o livre-arbítrio e a responsabilidade moral estão separados e que a falta do primeiro não nos absolve da culpa. Embora os distúrbios de demência não necessariamente criem um mundo determinista para o paciente,[15] eles podem afetar seu comportamento, razão pela qual a posição incompatibilista parece fazer mais sentido. No entanto, muitos cuidadores como James continuam a culpar os pacientes por comportamentos que eles não podem controlar.

Um experimento dos filósofos Shaun Nichols e Joshua Knobe lança mais luz sobre por que James e o grupo tinham pontos de vista diferentes. Nichols e Knobe criaram dois cenários hipotéticos que testam nossas intuições sobre a responsabilidade moral.[16] No primeiro, que era uma situação "abstrata", os participantes foram instruídos a ler sobre um mundo onde as escolhas das pessoas eram predeterminadas. Quando questionados se os habitantes daquele mundo deveriam ser responsabilizados moralmente por seu comportamento, os participantes foram quase unânimes em assumir a visão incompatibilista e responderam "Não".

Em seguida apresentaram aos participantes um cenário "concreto", e pediram que imaginassem nele o mesmo mundo predeterminado, mas que agora incluía um homem chamado Bill. Bill tinha se apaixonado por sua secretária e concluiu que sua esposa e seus três filhos eram obstáculos para a felicidade. Então ele incendiou sua casa, sabendo que sua família morreria no fogo do inferno. Fosse um mundo determinista ou não, os participantes o consideraram moralmente responsável pelo que fez e o condenaram por isso.

Tendo em vista o primeiro cenário, entendemos facilmente a reação do grupo a James. Afinal, sua mãe era uma abstração, uma mulher mais velha e vulnerável que vivia num universo em que a escolha era limitada pelo Alzheimer. Mas para James, sua mãe era tão "concreta" quanto possível, então ele naturalmente assumia a posição compatibilista e a considerava responsável.

A lição a ser tirada dos dois cenários de Nichols e Knobe é que a responsabilidade moral não é tão definida pelo quão predeterminado é o comportamento, mas sim por como nos *sentimos* em relação a esse comportamento. E como as emoções desempenham um papel tão essencial, embora involuntário, nos nossos julgamentos morais, a nossa propensão a acusar e punir é bem maior quando somos emocionalmente provocados pelas pessoas. E quem é melhor em provocar emoções do que a nossa família?

Pensando nesse estudo e em outros semelhantes, eu gostaria que o grupo houvesse tido uma compreensão melhor do que o cérebro de James estava enfrentando. Mas isso teria mudado suas opiniões? Segundo a filósofa Adina Roskies, os avanços na neurociência e a nossa visão cada vez mais mecanicista do cérebro provavelmente não terão influência sobre as nossas visões morais.[17] Um conhecimento explícito do funcionamento do cérebro não se compara às suas intuições, e algumas das nossas intuições mais fortes envolvem a crença no livre-arbítrio e na responsabilidade moral. À primeira vista, isso pode parecer desalentador. Estamos eternamente destinados a culpar as pessoas, em especial as que são próximas a nós, quaisquer que sejam as razões para o comportamento delas?

Em *The Ethical Brain*, Michael Gazzaniga vê nosso impulso de responsabilizar os outros por um ângulo diferente. Gazzaniga argumenta que, ao contrário do livre-arbítrio, a responsabilidade moral não existe *no* cérebro; ela vive entre as pessoas, entre as mentes.[18] É um traço comum incorporado na sociedade. A responsabilidade moral, portanto, não existe apenas para culpar. Responsabilidade é algo que esperamos de outras mentes; é o que lhes dá valor, fomentando a reciprocidade. Como vimos no capítulo 5, associamos a "verdadeira" natureza das pessoas aos seus princípios morais. Assim, quando acreditamos que alguém não é mais responsável moralmente, tendemos a desvalorizar essa pessoa como ser humano.

Essa desumanização, claro, é também um dos principais objetivos da propaganda. Como afirma Paul Bloom, a propaganda é usada para invalidar o valor moral de certas pessoas,[19] tornando mais fácil dispensá-las e descartá-las. Os estereótipos da propaganda racista e antissemita, ao longo da história, distorceram características humanas associando-as a uma aparência bruta ou animalesca, para que assim provocassem repulsa.[20] A repulsa, diz Bloom, é muito mais estratégica do que o ódio porque atua nas intuições entre corpo e mente, fazendo-nos enxergar outro ser humano como se fosse um objeto, e não como uma pessoa dotada de uma mente. De modo efetivo, a propaganda desvia das regiões sociais/emocionais do cérebro que nos ajudam a sentir responsabilidade moral em relação a outras mentes. E sem essa ativação neural não há sofrimento emocional quando se comete uma violação pessoal.

Quando paramos de ver outras mentes como moralmente responsáveis, corremos o risco de desumanizá-las. O que meu grupo de apoio não percebeu, e o que num primeiro momento eu também não percebi, foi que a relutância de James em parar de culpar sua mãe era uma forma de reafirmar o status moral dela.[21] Ele queria que sua mãe continuasse sendo uma adversária geniosa, uma mulher que sabia o que estava fazendo. Aceitar menos do que isso, aceitar que não era mais moralmente responsável, significaria abrir mão de quem ela era. Então, ao mesmo tempo que James culpava a mãe por uma ou outra ofensa, também estava se agarrando a ela desesperadamente.

Mas por que se agarrar a alguém tem que significar achar um culpado? De novo, é provável que a razão para isso esteja enraizada na intuição de que as pessoas têm lá no fundo um eu "bom".[22] Isso não inclui apenas aqueles com quem nos sentimos conectados; estende-se também àqueles de quem discordamos inteiramente. E como definimos "bom" com base nos nossos próprios valores, James achava difícil desistir da ideia de que com o tempo sua mãe poderia recobrar a consciência e enxergar o seu valor. Sua insistência raivosa para que ela reconhecesse a preocupação que ele tinha não só mascarava sua vulnerabilidade, como também continha um pingo de esperança de que um dia ele pudesse alcançar o "verdadeiro" eu dela. Era uma esperança amarga e rancorosa mas, ainda assim, uma esperança. E quem somos nós para decidir por James quando ele deve deixar essa esperança de lado?

Uma das grandes injustiças dos distúrbios demenciais é que os cuidadores podem ter que renunciar ao contrato moral implícito que existe entre eles e os pacientes. Em algum momento no transcorrer da doença, o juízo do paciente deixa de ser confiável. Isso põe os cuidadores numa posição insustentável: para cuidar dos pacientes, agora os cuidadores têm que tomar decisões por eles, dissolvendo o contexto moral que antes compartilhavam.

Uma cuidadora que chamarei de Lila demonstrou essa tensão ética. Lila veio me ver por causa de seu melhor amigo, Phillip. Eles eram terapeutas que dividiam uma sala no Upper West Side de Manhattan. Phillip era quinze anos mais velho que Lila, e ela o considerava um amigo e mentor. Pouco depois de ele completar 65 anos, Lila começou a detectar sinais de Alzheimer num estágio entre inicial e intermediário. Quando mencionou gentilmente suas preocupações, Phillip as desconsiderou e se recusou a reduzir sua carga horária. Isso a preocupou e a decepcionou. Ela achava que tratar pacientes nas condições dele era antiético. Sabia, claro, que a negação muitas vezes era parte da doença, mas isso não tornava mais fácil para ela aceitar a decisão dele.

Ainda que o comprometimento de Phillip fosse óbvio, Lila não conseguia acreditar que o Alzheimer também havia afetado seu código moral. E embora ela tivesse certeza, como me disse, de que "Phillip teria sido o primeiro a dizer que um terapeuta deve saber quando as suas necessidades emocionais estão atrapalhando o bem-estar do paciente", ela não estava conseguindo intervir. É verdade que ela sentia que tinha um compromisso ético tanto com Phillip quanto com os pacientes dele, mas algo a impedia. Por um lado, grande parte do julgamento clínico de Phillip permanecia intacto, assim como seu sentido do que é certo e errado. Aliás, ele ainda era capaz de oferecer bons conselhos clínicos a Lila sobre os pacientes dela.

Quando ouvi isso, expliquei que essa expertise pode durar muito tempo e pode ter nuances surpreendentes. Em outras palavras, ela não deveria se deixar enganar pelas habilidades clínicas do amigo. Mas como poderia fazê-lo parar?, perguntava-se. Discutimos se ela deveria inventar uma mentirinha. Poderia fingir que a sala de Phillip precisava ser dedetizada, o que significava que teria que parar de atender aos pacientes por um tempo, período durante o qual ele poderia perder o interesse pela prática terapêutica. Mas Lila não se sentia bem com isso. Essa alternativa não só impediria que ele concluísse o atendimento dos pacientes como também ignoraria o fato de que ele tinha um problema.

Eu sentia o desconforto dela. Phillip ainda era um terapeuta que ela admirava e, se mentisse, estaria negando-lhe o direito de tomar decisões sobre a sua própria carreira. Ao tirar dele esse direito, ela estaria, como expressou Gazzaniga, "retirando [seu] status moral".[23]

Então, quando é que precisamos aceitar que uma mãe ou um pai, cônjuge ou amigo não é mais moralmente responsável — que não se pode mais confiar que essa pessoa fará a escolha certa? É um dilema ético que atormenta os cuidadores e explica por que, em muitos casos, eles demoram tanto antes de proibir que o paciente dirija, acoplar nele um dispositivo de rastreamento ou trazer um cuidador profissional para casa. A segurança é importante, claro, mas a integridade de uma pessoa, que está ligada ao sentimento de autonomia, também é. Porém, ao lidar com essa doença, raramente há uma divisão clara entre certo e errado, há apenas compensações. Mesmo quando sabemos que nossas decisões são pelo bem do nosso ente querido, negar-lhe o direito de escolha ainda *parece* uma violação moral enquanto estivermos vendo um eu moral essencial.

Quando Lila abordou o assunto com Phillip pela primeira vez, esperava que ele fosse reduzir a sua prática profissional. Mas suas boas intenções causaram apenas uma grande discussão, que aborreceu os dois. Ela estava numa situação difícil. Enquanto o raciocínio moral de Phillip estivesse intacto, que direito tinha de tomar uma decisão moral por ele? Por outro lado, tinha que considerar o bem-estar dos pacientes de Phillip. Não é só a negação ou a aversão ao conflito que faz com que os cuidadores embromem para tomar essas decisões. Essa hesitação faz parte da ambiguidade que retirar o status moral de alguém envolve.

"Ele merecia ouvir a verdade", ela disse na segunda vez em que nos encontramos.

Concordei, mas não pude deixar de me perguntar quem, nessa situação específica, precisava de fato ouvir a verdade.

"Se eu fosse Phillip, gostaria de saber", insistiu. "Não importa o quanto doesse, eu precisaria saber a verdade."

Embora eu discordasse da ideia de confrontar Phillip, tendo em conta a extensão do seu declínio cognitivo, não podia culpá-la. A empatia, como sabemos, muitas vezes começa conosco. Tratamos as pessoas da maneira como queremos ser tratados, e os sentimentos de Lila em relação a Phillip estavam naturalmente ligados ao seu próprio sentido de realidade: presumia que ele precisava do que ela achava que ela mesma precisaria.

Com o passar do tempo, Lila deixaria de ver Phillip como um agente moral responsável, mas teria que chegar a essa conclusão por conta própria. Nada que eu dissesse teria influência, e por que deveria ter? No devido tempo Phillip deixaria de ser um colega pleno e se tornaria alguém cuja mente estava falhando. E Lila teria que redefinir seu relacionamento, reajustar suas expectativas e aprender a viver no mundo *dele*, e não mais no mundo que eles costumavam compartilhar.

Eu sabia que isso aconteceria porque nos meus grupos já tinha visto muitas vezes casos semelhantes. Nem todos chegam a essa etapa de forma fácil, rápida ou completa. Os grupos de apoio ajudam não porque eduquem, mas porque permitem que os cuidadores sintam o que estão sentindo, seja raiva, medo ou tristeza. Os integrantes testemunham as decisões impossíveis que devem tomar e dão, uns aos outros, suporte emocional — e permissão — para tomá-las. Em certo sentido, o grupo se torna um substituto da pessoa de quem o cuidador está cuidando e que, pouco a pouco, está perdendo. E assim, os integrantes do grupo se permitem tomar decisões morais *com* os outros, em vez de *pelos* outros.

II.
A garota das palavras

Por que persistimos

Quando a mãe de Peter Harwell, de 79 anos, deu um soco na cara de um médico, o próprio Peter pareceu sentir o golpe. Foi o seu momento de arrá: sua mãe tinha Alzheimer. "Não foi só uma batidinha", Peter enfatizou no nosso primeiro encontro, mas "um verdadeiro gancho de direita". Abalado e envergonhado, pediu desculpas ao médico e saiu às pressas do consultório.

Quando ele e sua mãe estavam voltando para casa, o mundo começou a voltar ao normal. "Não gostei do tom nem do jeito dele", a mãe decretou. Com muito tato, Peter concordou que houvera algo de estranho no pedido do médico para que ela se despisse. "Claro que sim", retorquiu ela. Depois ela começou uma das suas diatribes sobre os profissionais da medicina e, a cada palavra e cada quilômetro, Peter se sentia cada vez mais afastado do seu momento de clareza. Como é que sua mãe poderia ter Alzheimer se falava de forma tão incisiva?

Peter e a mãe partilhavam uma paixão pelas palavras: trocadilhos, palavras cruzadas, expressões pouco convencionais, jogos e brincadeiras verbais. Ele a chamava de sua garota das palavras e, num sentido profissional, era exatamente o que ela era. Mary Harwell tinha sido uma jornalista respeitada e, mais tarde, uma estrela no mundo da publicidade, numa época em que ambas as profissões eram dominadas por homens. Mas ela se mantivera firme com a maior facilidade, desarmando e impressionando seus colegas homens porque, como explicava

Peter carinhosamente, "mamãe era uma matadora verbal". Ela xingava a torto e a direito, gostava de uma boa piada, era rápida como uma flecha na compreensão e nas alfinetadas, e tinha uma ética de trabalho imbatível. E ai de quem a desrespeitasse. Ela não sentia qualquer remorso por estripar verbalmente aqueles que saíam da linha.

Aqueles que conheciam Mary não ficaram surpresos com o que aconteceu no consultório do médico. Quando Mary era uma menininha em Nova Jersey, sua mãe a levava a consultas médicas a troco de nada. O pai de Mary não queria que a esposa trabalhasse, e sem ter o que fazer, ela começou a ficar obcecada por doenças reais e imaginárias. Assim que Mary ficou menstruada pela primeira vez, sua mãe a levou a um ginecologista. Apareceram sem marcar consulta e lhes foi dito que o médico não poderia atendê-las. Mas a mãe de Mary fez uma cena e se recusou a ir embora. Depois de uma longa espera, o médico apareceu. Disse para a mãe de Mary esperar do lado de fora enquanto ele examinava a menina. O médico então começou a molestá-la. Quando Mary gritou que ele a estava machucando, o médico a repreendeu por fazê-lo perder tempo. Depois souberam que ele era conhecido por assediar sexualmente as filhas de imigrantes porque sabia que os pais não prestariam queixa.

Vinte anos depois, Mary foi novamente agredida, dessa vez na sua própria casa, enquanto o marido estava fora. Quando ela denunciou o estupro à polícia, foi informada de que não havia provas e que teve sorte por não ter sido pior. Sentindo-se ignorada pela segunda vez, deixou de confiar na polícia ou em qualquer outra pessoa que deveria protegê-la.

Quarenta e seis anos depois, quando desferiu um gancho de direita no queixo do médico, o primeiro pensamento de Peter foi que era Alzheimer — mas era mesmo? Nem Peter nem seu pai podiam descartar a possibilidade de que sua história de vida tivesse contribuído. A diferença entre distúrbios de demência e transtornos de estresse pós-traumático (TEPT) pré-existentes é muitas vezes sutil; ambas as condições fazem com que os pacientes interpretem mal os sinais e reajam de forma exagerada a eventos que não são ameaçadores. Na verdade, muitos distúrbios preexistentes podem espelhar, disfarçar ou exagerar os sintomas de demência, dificultando que se perceba o surgimento de uma nova patologia.

Devido ao histórico de Mary, Peter e seu pai não sabiam bem o que pensar, mesmo depois que saiu o diagnóstico. Em geral, eles minimizavam a doença dela, apoiando-se no que Peter chamava de "lubrificante familiar do dia", o processo de reduzir o atrito com conversas, boas maneiras e humor. De fato, sempre que Mary ficava emocionalmente instável, Peter e seu pai a provocavam por ser um "trovão celta", o que sempre a fazia rir, e a disposição que tinha para rir de si própria fazia-os pensar que ela ainda era a mesma de antes. Embora orgulhoso da capacidade de tato e deflexão de sua família, Peter também sabia que isso podia acabar sendo um problema.

"É uma boa forma de viver", Peter me disse, acrescentando com nostalgia, "mas não tão boa na hora de reconhecer a demência."

"Como assim?", perguntei.

"Ah, sabe, quando a mamãe dizia que estava ficando gagá, papai e eu entrávamos na brincadeira dizendo 'Você não é a única. Todos nós estamos piorando, sempre esquecemos das coisas'."

"É engraçado", Peter observou, "quando você fica confortando muito alguém, dizendo a mesma coisa várias vezes, aquelas palavras meio que se tornam você. Você acredita nelas."

Parado, Peter tinha um rosto solene e bonito, que, olhando mais de perto, parecia exausto das décadas como cuidador de alguém — primeiro do pai e agora da mãe. Ele tinha traços marcantes, bochechas afundadas, cabelo grisalho e olhos cinzentos e pensativos. Era um rosto fascinante, e não me surpreendeu saber que ele tinha atuado na Off-Broadway e feito comerciais e dublagens antes de virar cuidador. Sua voz era profunda e expressiva e, assim que começava a falar, seu rosto ficava mais suave e animado enquanto sua mente saltava de um assunto para outro. Frequentador inveterado de teatro, leitor voraz e cinéfilo, Peter costumava acumular referências e toda hora se desculpava por suas inúmeras alusões. Mas eu adorava ouvi-lo porque, mais do que qualquer outra pessoa que eu conhecia, ele tinha prazer em falar.

"Está nos meus genes", ele disse meio a sério.

A afinidade de Mary com as palavras, é claro, levou-a à sua célebre carreira. Ela era considerada uma mulher pioneira no mundo da publicidade, mas não tinha a menor paciência para honrarias. Gostava de dizer que era apenas uma garota que gostava de romances de espionagem, de conversas triviais e de trocar ideias. E, segundo Peter, isso não tinha mudado muito com o advento da demência. Mary ainda conseguia liderar uma discussão e, portanto, apesar das pequenas falhas, do comportamento estranho e do esquecimento, Peter às vezes achava difícil aceitar que sua mãe realmente estava doente.

Depois que o pai de Peter morreu, o estado de Mary piorou. A demência a tornou mais sensível do que nunca a qualquer sinal de que sua competência ou independência estivesse sendo questionada. Quanto mais ela precisava de ajuda, mais resistia. Garantir que ela estivesse segura, permitindo ao mesmo tempo que se sentisse no controle, tornou-se um difícil exercício de equilíbrio para Peter. A hora do banho era a pior. Pouco a pouco ela foi perdendo o interesse em tomar banho e desenvolveu infecções urinária e debaixo dos seios, o que levou a uma psicose e a idas frequentes ao hospital. Mesmo quando tomava banho, ela podia esquecer de usar o sabonete. Peter, então, tinha que ajudá-la.

"Não quero ser indelicado", ele me disse, desconfortável, "mas pra lavar a sua mãe, pra fazer isso de forma eficaz, é preciso tocá-la em lugares que, sabe, você toca alguém em momentos íntimos."

"Não posso imaginar como isso deve ter sido difícil", eu disse.

"Foi horrível pra nós dois, mas eu tentava tratar aquilo de forma objetiva. Eu tenho este mantra: 'É somente matéria. Somos todos matéria. Só estou fazendo um trabalho'."

O mantra era útil quando a mãe gritava: "Me solta, seu filho da puta! O que você pensa que está fazendo? Me solta ou eu chamo a polícia".

Peter odiava ver sua mãe — uma mulher formidável, brilhante e autossuficiente — naquele estado tão indefeso. Sentia que estava negando a ela o direito de tomar decisões sobre seu próprio corpo e, quando ela gritava com ele, detectava na sua voz não apenas raiva, mas também o trauma não resolvido de ter sido atacada por alguém em quem confiava. Era terrível que agora ele fosse essa pessoa.

"Você alguma vez considerou contratar ajuda profissional?", perguntei. "Uma assistente mulher?"

A pergunta até o fez empalidecer. "Tentei e foi um desastre. Ela não tolerava."

Na verdade, a mãe dele ficou tão furiosa na única vez em que uma estranha tentou ajudá-la a se despir que Peter temeu pela segurança da assistente. Um movimento em falso e haveria a cena do consultório do médico outra vez.

"Acho que poderia ter tentado de novo", ele disse hesitante, "mas não consegui. A minha mãe brava é algo que não consigo suportar."

Assenti. Muitos cuidadores evitam obter ajuda profissional por um motivo ou outro, mas, no caso de Peter, eu suspeitava que não era a raiva de Mary que o impedia, e sim o seu próprio medo de que estaria a traumatizando outra vez. Ele claramente internalizara as duas agressões sofridas pela mãe e não suportaria colocá-la de novo numa situação imprevisível.

Infelizmente, no caso de uma doença como o Alzheimer, qualquer coisa que o cuidador escolha fazer tem o potencial de parecer uma traição. Relutante em causar mais dor à sua mãe providenciando uma assistente, Peter aprendeu a aguentar aqueles longos minutos em que a ajudava a tomar banho. Ele a distraía com frases engraçadas de filmes de James Bond ou com a promessa de assistir a um de seus filmes de faroeste favoritos com John Ford. Em dias bons, ele agia rápido e, antes que ela percebesse, tinha levantado os seios dela e passado a pomada. Em outros dias notava que, no momento em que ela estava prestes a avançar nele, uma consciência animal e visceral a fazia se dar conta de que estava sendo cuidada (talvez porque a pomada fosse agradável à pele). De qualquer modo, seu humor mudava, e ela dizia: "Você é bom pra mim, Peter, você é bom pra mim".

Elogiei Peter por como lidava bem com essa tarefa extremamente desconfortável, mas ele desconsiderou o elogio. "Sabe, por muito tempo — décadas, na verdade — eu bebi, e digamos que cometi alguns erros. Mas estar disponível para a minha mãe nunca foi uma questão. É o que ela merece. Fiz meus pais passarem por maus bocados, e fico feliz por poder de algum modo compensar, mesmo que minimamente. Não é por isso que faço as coisas, mas me sinto honrado por ter essa chance."

Notando o quão comovida eu estava, Peter instintivamente tentou evitar a minha admiração. Nem sempre ele era paciente, admitiu. Dependia de com qual Mary estava lidando. Alguns dias, a mãe era "a própria encarnação do mal". E ele sempre sabia que seria um mau dia quando, em vez de tirar o robe, ela lhe dava um dos seus sorrisos sarcásticos: "Que tipo de ser é você? Quer ver sua mãe pelada?". O fato de que essa cena já tivesse se repetido uma centena de vezes não fazia diferença, pois ela não a retinha na memória.

"Você acha que eu quero ver você pelada?", ele retrucava. "Você não é exatamente a Ursula Andress, sabia?"

"Acabei de tomar banho", ela insistia.

"Já passou uma semana, e não dá pra bobear com as infecções."

"Não, eu tomei banho ontem!"

"Não tomou. Você não está lembrando das coisas."

"Quem disse?"

"O médico."

"Deixa eu ligar pra aquele filho da puta!"

"Mãe, lembra que você acabou tendo que ir pro hospital? Lembra que você ficou péssima?"

"Ah, lembro bem", ela gargalhava. "Você queria me trancar naquele lugar de merda e ficar com todo o meu dinheiro. E todo mundo pensava que você era um filho maravilhoso!"

"Você não me deu escolha! Você estava doente."

A mãe olhou-o com desconfiança. "Conheço você, rapazinho. Pode enganar os outros, mas não a mim. Você é um 'demônio em casa e um santo da porta pra fora'."

Em geral ele se divertia com essa antiga expressão irlandesa* que ela usava, mas agora não. Estava farto de ser rebaixado e furioso com a acusação de que estava atrás do dinheiro dela.

"Escuta aqui, é melhor calar a porra dessa boca porque você não sabe a merda que está falando. Você acha que eu queria fazer isso?"

"Eu te conheço", a mãe respondeu. "Você é um fracassado. Sempre foi. Você não fez nada. Eu… eu *fiz* coisas."

---

* "*House devil, town saint*." [N.T.]

Quando Peter viu a minha reação sofrida, sorriu para mim, resignado: "Ah, ela sabe como atingir você onde mais dói. E vou ser honesto. Naquele momento eu queria magoá-la. Quer dizer, queria estrangular aquele pescocinho".

Olhou para mim, questionando se eu estaria chocada com sua confissão — provavelmente porque ele próprio se sentia chocado com aquele desejo.

Mas eu apenas lhe disse a verdade: "Por todo esse tempo sozinho com a sua mãe e sem ninguém para ajudar ou permitir que você tirasse uma folga, não acho que fosse possível você sentir outra coisa. Então, o que você fez?".

"Agarrei-a pelos ombros, mas depois parei. Fui pra outra parte da casa. Escrevi uma mensagem pra um amigo. Respirei."

Fiquei aliviada, tanto por Peter quanto por Mary. Todo mundo sabe que conviver com a demência é difícil, mas a maioria das pessoas não sabe que isso pode revelar aspectos novos e indesejados da gente.

"Você fez bem, Peter", murmurei. "Saiu de perto quando foi necessário."

Mary e Peter tinham começado a patinar no gelo, de brincadeira. Nenhum dos dois era bom, mas era algo que podiam fazer juntos, e gostavam de observar e ouvir os outros patinadores enquanto davam voltas e mais voltas. Nenhum fragmento de conversa era tão trivial que não merecesse ser relatado ao pai de Peter e examinado minuciosamente. Porém, quando o pai de Peter esteve lutando contra o câncer, eles pararam de ir ao rinque. O pai insistia, claro, para que pegassem seus patins e "dessem no pé", mas Mary mantinha-se irredutível. Ela era muito leal e muito teimosa.

Essas características, que Peter tanto admirava, o desafiaram quando ela desenvolveu Alzheimer. Sua inflexibilidade aumentou junto com a perturbação e a ansiedade, e isso muitas vezes tornava quase impossível cuidar dela. Dia após dia, ele se deparava com uma resistência maior em relação ao banho. Dia após dia, tinha que discutir, ameaçar e insistir antes que ela consentisse. Então, numa ocasião, Mary surpreendeu-o: primeiro tirando o robe obediente, depois nua numa postura desafiadora, declarando entre os dentes cerrados: "Eu não vou tomar o seu maldito banho".

Ver sua mãe nua, vulnerável, mas totalmente irredutível fez Peter sentir uma tristeza insuportável. Ele não conseguia ver a mãe sofrer desse jeito. Não tinha coragem de levá-la de novo ao hospital. Por que ela tinha que resistir? Por que toda vez ele tinha que passar por aquela situação? "Faça isso por mim", ele implorou.

Isso só a irritou. "Que ser estranho é você?", ela provocou. "Um cara estranho que quer dar banho na mãe? Ver a mãe pelada?"

Descontrolado, ele caiu de joelhos e balançou a cabeça com força.

Ao vê-lo ajoelhado, Mary ficou confusa. "Que diabos você tá fazendo?", ela disse. "Levanta! Levanta!"

Mas ele estava agarrado à própria tristeza. De repente, tirou os óculos e, para sua própria surpresa, esmagou-os nas mãos. Com a palma das mãos sangrando, erqueu a armação quebrada como uma oferenda sacrificial. Ele não sabia por que tinha esmagado os óculos. Talvez porque não pudesse machucar a mãe, machucou a si mesmo. Talvez quisesse apenas chocá-la. Ou talvez, quebrando os óculos, quisesse romper o ciclo repetitivo em que estavam presos.

A mãe olhou para ele com uma mistura de pena e impaciência. "Preciso chamar a polícia?"

Ao relembrar o incidente para mim, Peter começou a rir, um riso semi-histérico que eu já tinha ouvido de outros cuidadores. Percebeu o quão ridículo ele deve ter parecido. A sua mãe já tinha superado o drama do banho e provavelmente já tinha esquecido que estava nua. Tudo o que ela sabia naquele momento era que o seu filho estava no chão rastejando, com as mãos sangrando sem nenhuma razão plausível.

"Peter", ela disse, severa mas sem crueldade, "você perdeu a cabeça?"

Isso pareceu-lhe possível. A repetição, a ansiedade, as mesmas acusações sem sentido tinham ficado simplesmente além da conta. Então, ele notou o robe de Mary a alguns metros de distância, o robe de leopardo que ela sempre usava. *Deve estar imundo*, pensou. Todo dia queria jogá-lo na máquina de lavar, e todo dia acabava desistindo porque sabia que ela ficaria chateada. Ele pegou o robe e ajudou-a a vesti-lo. Sugeriu que pedissem uma pizza e assistissem a um filme. Ela logo se animou. Meia hora depois, a pizza chegou e Mary estava contente, cantarolando durante os créditos iniciais de um filme de James Bond. Mas enquanto Mary estava absorta na trama tola, Peter continuava abalado. Não conseguia parar de pensar que tinha falhado "como filho e como pessoa".

Eu sempre aguardava ansiosamente o encontro com Peter porque nunca sabia onde nossas conversas iam dar. O que eu sabia era que seu humor, seus monólogos animados, suas digressões súbitas e seus retornos também repentinos ao tema principal contradiziam o seu cansaço físico e mental. Eu notava que alguns dias eram piores do que outros, dias em que os pensamentos de Peter se voltavam para como seu pai teria lidado com a doença. Uma imagem em particular não saía de sua cabeça: o pai acomodado no balcão da cozinha, meio lendo jornal e meio ouvindo Peter tentar convencer a mãe de alguma coisa. Em geral ele não se metia, mas um dia, depois que mais uma discussão ia num crescente, baixou o jornal e disse com gentileza, mas firme: "Peter, por que você *insiste*?".

Peter olhou para ele, sem saber o que responder.

O pai olhou de volta tranquilamente e disse: "Eu sei que você e a mamãe têm essa coisa verbal, mas isso vai te deixar louco. Isso não te faz bem, filho".

Anos depois, Peter ainda sentia que estava desapontando o pai. Embora eu lhe mostrasse que seu pai tinha um filho em quem se apoiar enquanto Peter estava lidando sozinho com uma doença progressiva, a pergunta ainda o atazanava: "Por que você se incomoda?". A essa altura, Peter pensava, já devia ter aprendido a parar. Mas o que é verdade na vida fica ainda mais verdadeiro com a demência: somos atraídos para discussões sem sentido, embora saibamos que não vão levar a lugar nenhum. E não são somente os comportamentos habituais do paciente ou as nossas próprias intuições filosóficas ou a função do intérprete do lado esquerdo do cérebro que dão essa comichão de discutir. O motivo é tão simples que o negligenciamos: é a própria conversa.

Os psicólogos cognitivos Simon Garrod e Martin J. Pickering sustentam que conversar é algo ilusoriamente "fácil" — uma observação que, até pouco tempo, ia contra o consenso acadêmico. A maioria dos cientistas cognitivos acreditava que falar e ouvir eram operações relativamente simples, enquanto conversar era complexo — complexo porque costuma ser improvisado e fragmentado, requerendo uma alternância entre ouvir e falar.

Mas Garrod e Pickering adotam uma abordagem diferente: conversar é difícil apenas se presumirmos que o ouvinte e o falante são entidades independentes, constituindo dois processos neurais distintos. Claro, é exatamente assim que a conversa era percebida quando a produção do discurso e a compreensão do discurso eram vistas como eventos cognitivos separados — a serem estudados isoladamente e apenas em laboratórios.[1]

Embora a pesquisa ainda seja relativamente nova, surgiu uma teoria alternativa que considera ouvir e falar uma atividade *conjunta* na qual o "alinhamento interativo" cria uma "via expressa perceptual-comportamental" entre duas pessoas.[2] Assim como os nossos neurônios motores espelham alguém que pega uma xícara de café como se nós mesmos a estivéssemos pegando, um falante e um ouvinte se imitam mutuamente. O cérebro do ouvinte representa o que o falante está dizendo como se ele próprio estivesse proferindo aquelas palavras, e quanto melhor o ouvinte e o falante se entendem, mais intimamente os seus cérebros se envolvem em um "acoplamento neural" — por exemplo, exibindo as mesmas representações nas regiões auditivas ou motoras do cérebro.[3] Além disso, há muita sobreposição nas regiões cognitivas responsáveis por crenças, intenções e sentidos.

De acordo com Garrod e Pickering, a conversa é uma atividade colaborativa, uma coconstrução, por assim dizer, com uma pessoa simulando a gramática, o vocabulário e o tom da outra. Como numa gangorra, o impulso que cada pessoa gera ajuda a dar impulso para a outra. É isso que os psicólogos chamam de "facilidade cognitiva". A conversa é fácil porque, uma vez iniciada, ela continua em modo automático, sem exigir deliberação ou controle consciente.[4] E, como vimos diversas vezes, o nosso cérebro é estrategicamente preguiçoso; ele adora poupar energia. Com ou sem demência, entrar numa conversa é um hábito neural ao qual temos muita dificuldade de resistir.

À medida que as conversas se desenrolam, elas também se tornam mais fáceis porque as opções verbais ficam mais limitadas. Quando "pegamos emprestado" automaticamente da pessoa com quem estamos falando, os nossos caminhos lexicais estreitam-se. Em vez de ter que escolher, entre centenas de opções, quais palavras usar ou quais estruturas gramaticais melhor se enquadram nos nossos pensamentos, somos guiados pela fala de quem nos acompanha.[5] Isso naturalmente requer menos energia cognitiva do que, digamos, seguir instruções, razão pela qual os pacientes com demência são mais capazes de discutir conosco o que dizemos do que realmente fazer o que pedimos.

Como, por definição, a conversa é social, os pacientes com demência continuam capazes de interagir verbalmente com os demais muito depois de suas outras faculdades começarem a se deteriorar. Por certo, uma das razões pelas quais Mary vestia com tanta naturalidade o seu papel de garota das palavras é que a conversa lhe dava um impulso cognitivo. Com o passar do tempo, a doença pode reduzir drasticamente a capacidade verbal, e os cuidadores muitas vezes acabam continuando as "conversas" sozinhos. Isso não só é psicologicamente doloroso, outra maneira de perder um ente querido; mas é também cognitivamente desgastante. Porém, enquanto os pacientes pegam carona no que os outros dizem, os cuidadores continuam a acreditar que eles e seu ente querido — pai, mãe ou cônjuge — estão no mesmo nível cognitivo.

Como vimos no capítulo 6, sempre superestimamos o grau em que outras mentes veem o mundo como nós, e a conversa só perpetua esse equívoco. Como tudo que tem a ver com a evolução do cérebro, a conversa, em certo sentido, é uma questão de previsão. Aliás, nossas mentes tentam imitar outras mentes para ajudar a fazer essas previsões.[6] E para fazer conjecturas razoáveis sobre as pessoas com quem estamos conversando, presumimos que o cérebro delas é bem parecido com o nosso. Mesmo que a outra pessoa tenha problemas cognitivos, inconscientemente fazemos previsões com base na suposição de que nossos cérebros são semelhantes.

Embora os cuidadores saibam que os pacientes sofrem de um distúrbio de demência, assim que ouvem protestos e acusações familiares, seus cérebros inadvertidamente começam a se misturar com o do paciente. Dois cérebros então, de modo automático, começam a imitar um ao outro, a se atiçar de maneira recíproca e a criar uma ilusão tentadora de que o verdadeiro entendimento está ao alcance.

Complicando ainda mais as coisas, à medida que os pacientes se tornam mais desimpedidos, suas palavras continuam insinuando uma história compartilhada. Quando Mary Harwell sentia que Peter estava atrás do seu dinheiro e queria mandá-la para um abrigo para idosos, ela partia para o ataque, repetindo "Eu te conheço, você é um fracassado. Você não fez nada. *Eu* fiz coisas". E embora Peter soubesse que ela estava doente, suas palavras machucavam porque evocavam um passado comum, um passado que agora era usado contra ele.

"Doía porque ela não estava tão errada", Peter confessou num dos nossos primeiros encontros. "Ela de fato fez alguma coisa. Tornou-se alguém, um sucesso. Eu, eu não me desenvolvi. Quero dizer, tive que cuidar do meu pai e depois da minha mãe, e faria isso quantas vezes fosse necessário. Mas não posso dizer que fiz grandes coisas da minha vida."

Ouvir Peter falar de si mesmo dessa forma foi muito perturbador. Como a mãe poderia usar o sacrifício do filho contra ele? Ela não sabia que a vida profissional dele nunca tinha decolado porque ele teve que cuidar dos pais por mais de vinte anos? Não era capaz de entender que ele era o único que a protegia, que fazia tudo o que podia para melhorar a vida dela? Então me dei conta. Claro que não sabia: ela tinha Alzheimer.

Todavia, assim como Peter em uma de suas frequentes discussões com Mary, eu não conseguia não me ressentir das palavras dela.

As palavras, como todo cuidador aprende com o tempo, tornam-se insignificantes — não apenas porque logo serão esquecidas, mas também porque a gramática, que fixa e enquadra as palavras, não se alinha com as realidades da demência. A gramática, como Nietzsche apontou, tanto nos orienta quanto nos restringe. Quando dizemos "O relâmpago brilhou", Nietzsche advertiu, parece que algo está acendendo o céu.[7] Mas o relâmpago não pode brilhar; o relâmpago *é* o brilho. Tendo em conta como as palavras e a sintaxe funcionam, sempre presumimos que há um agente da ação, alguém ou algo que *escolhe* agir. É uma falácia que tem consequências práticas para os cuidadores, uma vez que tendemos a ver intenções mesmo onde elas não existem. A linguagem é só mais uma forma de demonstrar essa intuição.

De acordo com o filósofo Patrick Haggard, a linguagem inadvertidamente confirma a intuição mente-corpo porque ela "sempre insinua um 'eu' mental que seria distinto tanto do cérebro como do corpo".[8] Esse "eu" que sentimos opta por dizer ou fazer coisas. Então, quando alguém usa a primeira pessoa do singular, imediatamente ouvimos uma intenção. Quando os pacientes gritam "Eu não vou fazer isso" ou "Não quero isso", nós escutamos a presença de espírito, uma consciência que sabe o que quer. Mesmo quando os pacientes lamentam que seu cérebro "não funciona", o comentário só aumenta a impressão de que sua mente ainda funciona.

Na verdade, tendemos a ouvir a fala como o produto de uma mente desencarnada, um fenômeno não sujeito aos caprichos e fraquezas do corpo. E quando as palavras são usadas de maneira sofisticada, isso nos convence ainda mais de que o falante "continua ali". Então, quando Mary dizia "Eu não preciso de banho", Peter percebia não só a intenção, mas também um eu unificado. Ouvindo esse pronome, ele automaticamente ouvia a sua garota das palavras e não uma doença neurológica. As palavras dela isoladas faziam-no esquecer que, dez minutos depois, Mary não se lembraria delas.

Não são apenas as palavras de um paciente que nos enganam. Quando ouço cuidadores descreverem integrantes da família como "egoístas", "teimosos", "preguiçosos", "obstinados" ou "maus" não passa pela minha cabeça que estejam sendo cruéis ou alheios à doença. Em vez disso, sou lembrada de que realmente não há palavras que representem as causas neurológicas do comportamento de um paciente. Temos apenas descrições psicológicas.

A linguagem — sua lógica e sua estrutura — incorpora intuições que nos fazem achar que a memória do falante está intacta. Os tempos verbais, por exemplo, necessariamente projetam um sentido de tempo. Quando os pacientes dizem "Vou fazer isso depois" ou "Prometo que não encosto no fogão", eles enganam a si mesmos e aos outros, induzindo todos a acreditar que são capazes de lembrar. Quando fazem promessas, ameaças ou nos tranquilizam, nosso cônjuge ou nossos pais podem nos causar a impressão de que ainda estamos avançando juntos no tempo. E como a lógica do "se X, então Y" continua a fazer parte do repertório linguístico deles, realmente esperamos que cumpram as coisas.

Sempre que Peter e a sua mãe discutiam, uma parte dele acreditava que, se encontrasse as palavras certas, a mãe poderia entender e tudo se resolveria. Ela faria o que ele pedisse, e não o insultaria por tentar ajudá-la. A esperança seguida de desilusão torna-se seu próprio tipo de tédio. Mas, como Peter explicou, a rotina diária em busca de soluções fica tão entranhada que nem se percebe que nunca nada é consumado.

"Antes que a gente se dê conta", ele disse, "dez anos se passaram e a gente se pergunta: 'O que houve? Para onde foi o tempo?'"

Nesse momento, sentados no meu consultório num dia agradável de primavera, me dei conta de que, embora Peter estivesse tentando impor a sua percepção do tempo a Mary, na verdade ele havia herdado a atemporalidade da mãe. Já que na realidade o tempo não existia para Mary e ela era praticamente a única pessoa que Peter via, o tempo também tinha se tornado menos real para ele. Mãe e filho agora existiam num estado de permanente mesmice. Todos os dias a mesma rotina, as mesmas discussões. Como preenchiam a eternidade? Com conversas — e as conversas, por mais caóticas ou desconexas que fossem, para ele ainda guardavam a possibilidade de mudança.

Ele fez uma pausa e depois perguntou se eu já tinha lido *Esperando Godot*. Disse que sim, talvez com um vigor excessivo, porque era uma peça em que eu pensava muito na minha temporada no Bronx.

"Pensando bem", disse Peter, "tudo o que acontece na peça é uma conversa. É isso que as personagens fazem, conversam. O diálogo é ridículo, é fragmentário, mas quando se absorve tudo, a totalidade disso, começa a soar normal."

Concordei e incentivei-o a continuar.

"Ah, estou só divagando", ele disse, desculpando-se. "Sabe, a minha mãe me zoaria por falar assim. Ela diria que estou sendo pretensioso, e talvez esteja mesmo..." Ficou quieto, mas depois retomou o fio com a energia renovada. "Sabe, as conversas podem parecer idiotas, mas funcionam porque as palavras se alimentam umas das outras. Um pouco como a minha mãe e eu. Muito do que acontece entre nós é ridículo, mas também faz sentido porque parece que, pelo menos, estamos fazendo *alguma coisa*. Talvez seja como calorias vazias que nos preenchem sem serem nutritivas, mas nos dão energia suficiente para nos fazer ir em frente. Isso faz algum sentido?"

Sim, fazia sentido. *Esperando Godot* supostamente é uma peça sobre dois vagabundos, Vladimir e Estragon, que estão esperando por alguém chamado Godot. A peça é repleta de mal-entendidos sem sentido, discussões inúteis, murmúrios inconsequentes, argumentos ilógicos, promessas vazias e ameaças ocas, e tudo isso termina à noite e recomeça no dia seguinte. Ambos os personagens acreditam que, assim que Godot chegar, tudo vai mudar.

Enquanto esperam, nada de mais acontece. O público observa os dois esquisitões ali plantados sem rumo, obcecados pelo encaixe dos sapatos, a posição de uma árvore ou por qual é a ponta mais saborosa de uma cenoura. E, como se antecipasse a impaciência do público, Vladimir comenta: "Isto está cada vez mais insignificante".[9] No entanto, eles continuam como antes, e suspeitei que fosse a essa continuidade sem sentido que Peter se referisse. Vladimir e Estragon ficam conversando, usando a linguagem tanto para caracterizar quanto para driblar a falta de sentido da sua existência. Não era a esperança na chegada de Godot que os mantinha firmes, mas a esperança construída no tecido da linguagem.

"Enquanto tivermos fé na gramática", Nietzsche observou, "não podemos nos livrar de Deus."[10] O que ele queria dizer, penso eu, é que mesmo ateus convictos acreditam implicitamente numa ordem maior porque a própria sintaxe pressupõe agenciamento e significado. Quando nos comunicamos, em parte restabelecemos qualquer caos,[11] imprevisibilidade e desordem que existam ao nosso redor.

Toda conversa é, em certo sentido, esperançosa. Ao conversar, criamos e reconhecemos a possibilidade de que a clareza, o significado e a conexão existam mesmo quando parece haver apenas estranheza e futilidade. E foi isso que Beckett entendeu: a linguagem cria o absurdo, mas também nos protege dele. Mesmo quando Vladimir e Estragon se queixam da falta de sentido e da frivolidade da comunicação, eles ainda estão se comunicando. Falar os mantém em movimento, dá-lhes algo para fazer, e antes que percebam, a noite cai. Como observou Peter, a conversa atua como um lubrificante, fazendo um dia deslizar no outro. Pode não parecer muito, mas, enquanto estivermos conversando, podemos ter esperança, mesmo que seja uma esperança resignada, quase opressiva.[12]

Na vez seguinte em que Peter veio me ver, disse que não conseguia tirar *Godot* da cabeça. Achava que agora estava entendendo como Mary o sugava para esses confrontos sem sentido. Não eram só as expressões idiomáticas e frases que ela usava; também *soava* como Mãe. Até seus murmúrios incoerentes tinham uma qualidade musical familiar. Então, quando Peter falava com ela, ele estava, por assim dizer, afinando uma melodia que já tinha cantarolado inúmeras vezes antes.

Enquanto eu ouvia Peter, uma ideia começou a ganhar forma: a razão por que as conversas malucas, obscuras e extravagantes de *Godot* parecem estranhamente familiares é que a música das frases nos atrai e, sem que a gente perceba, faz com que nos identifiquemos com os personagens. Aceitamos suas dificuldades, obsessões, seu sofrimento, seus saltos imaginativos, bem como a sua incapacidade de se afastarem um do outro, apesar das constantes ameaças de fazê-lo. Na verdade, o ritmo de suas palavras torna-se o ritmo da vida, e logo caímos no seu feitiço.

E isso me levou a questionar se a dinâmica tantas vezes combativa entre paciente e cuidador não é também propiciada por algo mais do que a facilidade cognitiva própria da conversa. Talvez a dinâmica também emane do *som* da linguagem, uma sonoridade que nos atrai para mais conversas. A música, como sabemos, tem a capacidade extraordinária de reavivar pacientes com distúrbios neurológicos, avivando partes da mente que pareciam estar mortas. Então, será que os ritmos e inflexões familiares das conversas também não poderiam trazer um paciente com demência de volta à realidade uma vez compartilhada com alguém?

Peter e sua mãe costumavam representar uma comédia da rotina. Um fingia querer algo desesperadamente — um livro, um doce, um café, não importava o quê — e implorava por isso sem parar. O outro então fingia ficar indignado e recusava o pedido com veemência. Embora a origem da brincadeira fosse incerta, a interação, o próprio ato, ainda eram revigorantes. Assim, quando a sua mãe estava para baixo, Peter poderia de repente adotar um tom suplicante e dizer: "Mãe, por favor, *por favooor*, posso comer um biscoito?". Ao ouvir isso, Mary imediatamente respondia indignada: "Não, não, não, você não pode comer o biscoito!". Ambos então se derretiam em risadas incessantes.

Mesmo depois de Mary estar há anos com demência, a brincadeira ainda funcionava. Uma das últimas vezes que vi Peter, algumas semanas depois da morte de Mary, ele se lembrou de uma vez que visitara a mãe no hospital. Encontrou Mary num estado de fraqueza, quase sonolência, incapaz de responder às suas perguntas com algo além de um exausto sim ou não. Num dado momento, porém, ela pediu com delicadeza a Peter que lhe desse o copo d'água que estava na mesa de cabeceira. "Não!", Peter de repente gritou, para o espanto dos enfermeiros e das visitas ao redor. "Você não pode beber um copo d'água. Nada de água para você!" Imediatamente, Mary percebeu o que estava acontecendo e começou a implorar alegremente pela água. "Por favor, por favooor, água. Água, por favooor." Quanto mais ela implorava, mais duras eram as recusas dele — até que, mais uma vez, como sempre, desabaram em risos histéricos.

E, naquele momento, Peter sentiu que tinha recuperado a sua garota das palavras, a mulher que fazia troça e adorava que fizessem troça com ela. "Essa sim é a mamãe", ele disse.

Epílogo

E o que acontece quando tudo acaba, quando tanto a doença quanto o paciente se vão? Os cuidadores conseguem retomar sua vida anterior e continuar de onde pararam? Claro, é exatamente isso que os cuidadores enlutados são incentivados a fazer. Amigos e parentes, que parecem tão desconfortáveis com a dor do luto quanto com a tristeza do ato de cuidar, lhes dizem: "É hora de seguir em frente". Querem que os cuidadores sintam alívio agora que o martírio acabou. Alguns conseguem fazer isso; para outros é mais difícil.

Quando eu por acaso encontro cuidadores cujo parceiro, parceira, mãe ou pai faleceu, geralmente sei disso antes que me contem. Algo está diferente neles. Sim, parecem mais descansados e já não têm o olhar tenso e assombrado de quem antecipa uma crise, mas algo parece errado. Um dia, um ex-cuidador admitiu que, embora já não estivesse lidando com o estresse de cuidar, estava lutando "para se ajustar à vida real". Era isso, pensei: há um sentimento indefinível de falta de finalidade em um cuidador enlutado, uma incerteza em relação ao futuro e ao seu lugar nele.

Depois de passar tanto tempo se adaptando à realidade de um ente querido, acomodando-se à lógica de outra pessoa e respondendo constantemente às necessidades dela, um ex-cuidador pode achar que a vida depois da morte do paciente é quase tão estranha quanto o próprio Alzheimer. Muitos mal conseguem conceber a ideia de que, de um segundo para o outro, ninguém espera nada deles. E não é apenas a mente deles que luta para se adaptar; parece que uma adrenalina fantasma percorre seu corpo — mas para quê?

O estresse permanece, mas é do tipo comum e prolongado: contas médicas que não foram pagas, casas e apartamentos bagunçados, roupas e móveis que precisam ser descartados, assim como problemas de saúde deles próprios, que foram negligenciados por anos. A energia ou a inquietude inexplorada, no entanto, reside em outro lugar. Algumas pessoas descobrem que estavam se escondendo atrás das necessidades do paciente de que cuidavam. Certamente, o que antes as oprimia também ajudava a defini-las. Quem são elas agora, sem ninguém para cuidar?

Mesmo com os desconfortos anteriores ou atuais, muitos afirmam que fariam tudo de novo, e quase todos se sentem na obrigação de acrescentar: "Mas dessa vez eu faria diferente". De fato, seus maiores arrependimentos dizem respeito ao comportamento que tiveram. Por que se envolveram em brigas? Por que usaram palavras violentas? Por que tanta inflexibilidade? Por que foi tão lenta a sua adaptação à doença, em todas as suas fases? Ouvindo-os manifestar remorso, imagino a mente deles como câmaras de eco autorrecriminatórias, repercutindo suas falhas como cuidadores, filhos, parceiros, e como seres humanos.

Mas reprimo o impulso de interrompê-los. Não quero que se martirizem. Conversei com muitos cuidadores e reconheço o verdadeiro culpado por trás do "mau" comportamento deles. Então fico calada. Palavras de conforto não são o que eles precisam de mim. O que precisam é expressar seus arrependimentos. E se aprendi alguma coisa é que as evidências, por mais óbvias ou lógicas que sejam, em geral não mudam os sentimentos das pessoas — pelo menos não por muito tempo — e com certeza não antes de que elas estejam preparadas para mudar.

Quando comecei a escrever este livro, queria entender melhor as dificuldades que os cuidadores enfrentam, em especial as autoinfligidas: a autoflagelação, o comportamento aparentemente irracional e o remorso subsequente. E como essas reações parecem quase universais, percebi que algo além da impaciência e da frustração estava em jogo.

Decerto, quanto mais eu ouvia os cuidadores e mais lia sobre o cérebro, mais me ocorria que as inclinações e os preconceitos arraigados no cérebro "saudável" o tornavam, de muitas maneiras, despreparado para lidar com o cérebro cognitivamente debilitado. Por causa dessas limitações neurológicas, eu queria que os cuidadores entendessem que não eram falhas de caráter que tornavam o ato de cuidar tão angustiante, mas sim o funcionamento intrínseco do próprio cérebro. E, naturalmente, eu esperava que eles se perdoassem da mesma forma que são encorajados a perdoar seus pacientes.

Dito isso, seria ingênuo pensar que os cuidadores ou, aliás, que qualquer pessoa que esteja lendo este livro, se absolverá da culpa por seus atos só porque entende as razões neurológicas que há por trás. Afinal, estamos inclinados e talvez condicionados a acreditar que nossas redes neurais não nos definem: que temos o controle dos nossos atos. Que decidimos o que é certo e errado. Temos dificuldades em aceitar a ideia de que transgressões morais têm uma origem neurológica. E porque nos sentimos assim, é difícil perdoar os entes queridos pelos seus comportamentos, apesar de estarmos cientes das deficiências cerebrais *deles*.

Ainda me lembro de como fiquei desmotivada depois de mostrar a Sam fotografias do "cérebro com Alzheimer". Ao olhar para as imagens, ele viu que o problema era o cérebro, e não a personalidade do seu pai, mas essa compreensão tranquilizou-o apenas por uma ou duas horas antes que a antiga dinâmica conflituosa fosse retomada. Da mesma forma, quando (durante a escrita deste livro) apresentei a Sam evidências de que o seu cérebro inevitavelmente reagiu ao Alzheimer do pai com o seu próprio conjunto de respostas neurais, ele sentiu algum conforto em saber que o seu comportamento não era único — no entanto, esse sentimento também não durou. Pouco tempo depois voltou a sentir que os erros cometidos eram *dele mesmo* e não resultados dos circuitos do seu cérebro.

Eu não sou diferente de outros ex-cuidadores. Quando penso no tempo em que passei no Bronx, continuo a me repreender: "Se eu pudesse começar tudo de novo, não cometeria os mesmos erros. Dessa vez, faria tudo direito". E embora tenha escrito um livro sobre os desafios que o cérebro saudável enfrenta ao lidar com um cérebro doente, ainda não consigo aceitar bem o fato de que as limitações do cérebro são as *minhas* limitações.

E talvez tudo bem que seja assim. Como Kahneman gosta de nos lembrar, as propensões e tendências que nos tornam falíveis são também o que faz da mente uma maravilha.[1] As intuições que tornam tão difícil enxergar e aceitar a doença são as *mesmas* que nos permitem sentir-nos conectados à pessoa cuja mente está mudando de maneira irreparável. As intuições que nos fazem culpar pacientes vulneráveis também nos ajudam a sentir uma profunda responsabilidade moral por eles. E as intuições que tornam difícil nos livrarmos da mágoa e da raiva também nos ajudam a ficar agarrados à humanidade do paciente. Nada a respeito de como nossa mente funciona é inerentemente uma coisa ou outra, e nós também não somos.

Espero que cuidadores atuais e ex-cuidadores possam ver isso, mas a compreensão deve chegar num tempo particular para cada pessoa, e não cabe a mim nem a ninguém o abreviar.

Anos atrás, eu fazia o melhor que podia para mudar o comportamento autossabotador de cuidadores e aliviar a culpa que vinha depois. Agora, porém, acredito que nossos esforços devem ser direcionados a outra coisa. Acredito que se chega mais perto dos distúrbios de demência, e talvez da própria vida, sem tentar mudar mentes ou desafiar a realidade de outra pessoa, mas esforçando-se para entender a mente, vê-la no seu contexto, levar em conta as suas contradições e simplesmente deixar *essa* mente saber que vale a pena conhecê-la.

Agradecimentos

Há muitas pessoas para agradecer. Primeiro, a todos os cuidadores que conversaram e compartilharam tanto tempo comigo. Claro, estou em dívida especialmente com os cuidadores que preenchem as páginas deste livro. Eles me comoveram não só por seu amor e sacrifício, mas pela honestidade inabalável sobre a carga que é cuidar. Ofereceram-me suas experiências para que outros cuidadores, ao lerem este livro, possam se sentir menos sozinhos.

Quero agradecer também ao meu primeiro estudo de caso, Sam K., que não só foi gentil ao me permitir usar a sua história, mas insistiu para que eu a usasse. Sem o seu incentivo para escrever os meus pensamentos, e a sua crença de que havia algo a ser escrito, eu não teria dado esse salto.

Muita coisa mudou para mim quando conheci James Marcus. A generosidade e a orientação dele foram imensamente úteis. Ainda ganhei o benefício adicional da sua amizade, pela qual sou muito grata.

A minha boa sorte continuou quando James me apresentou à minha agente, Jin Auh, sempre atenciosa, cuidadosa e protetora. Depois de ler um ensaio e uma breve proposta, ela logo compreendeu a história que eu queria contar e a urgência que sentia para contá-la. Foram a perspicácia e a intuição de Jin que a levaram ao editor ideal para o meu livro. Essa editora foi Hilary Redmon, e eu não poderia imaginar alguém mais sensível e criterioso para editá-lo. Hilary não só deu forma a um manuscrito confuso, como revelou-me o que o meu livro poderia e deveria ser. Além disso, é uma alegria trabalhar com ela.

Antes de existir um livro, existiu um ensaio, e sou grata a Robert Wilson por aprová-lo para *The American Scholar*, e a Sudip Bose por sua edição gentil e astuta.

Por décadas, Jed Levine tem sido uma fonte de conhecimento sobre distúrbios de demência, mas são a sua consideração e a sua sensibilidade que o têm feito conquistar a confiança de tantas famílias. O fato de ele confiar a mim algumas das suas histórias significa mais do que sou capaz de expressar.

Abby Nathanson confiou nas minhas habilidades clínicas, e devo a ele o privilégio de trabalhar com muitos cuidadores e especialmente com coordenadores de grupos de apoio, entre os quais algumas das pessoas mais compreensivas e generosas que já conheci.

E obrigada a Marilucy Lopes, que me orientou em algumas situações difíceis e cujos conselhos sábios e jeito acolhedor e bem-humorado tornam tudo mais fácil.

Yaddo me deu um espaço para pensar, nadar e me sentir cuidada, e possibilitou que o meu livro por fim se consolidasse.

A New York Society Library e as pessoas que lá trabalham tiveram a tarefa formidável de tornar o ato de escrever um pouco menos intimidante.

Gostaria ainda de agradecer aos meus primeiros leitores, Pamela Dailey e Kerry Fried, pelos comentários que fizeram num momento crucial, e a Jonathan Galassi por sua fé no meu livro e por suas cartas de recomendação.

Meus agradecimentos também se estendem a Joshua Knobe, Michael Gazzaniga e Daniel Schacter pela leitura minuciosa de vários capítulos do manuscrito.

E faço um agradecimento especial a Norman Doidge, cuja gentileza e perspicácia, além do tempo e do esforço investidos, vieram exatamente quando eu mais precisava.

Tenho muita sorte de ter um irmão amoroso como Dmitry (Dima) Kiper, cuja disposição para ajudar se iguala à sua capacidade de fazê-lo.

E há ainda os meus velhos amigos, cujo apoio e alegria geral com a perspectiva deste livro sair me deram muita força: Inna Buschell, Alisa Curley e Marina Flider.

Gostaria também de agradecer ao meu amigo Arthur Krystal.

Por fim, aos meus pais, Masha (Mariya) e Alex Kiper, a quem também dedico este livro. O amor e a bondade deles tornaram tudo possível.

Notas

Prefácio [pp. 17-29]

1. Luria tinha, inclusive, incentivado Sacks a escrever sobre os casos clínicos. Oliver Sacks, *O homem que confundiu sua mulher com um chapéu*. Trad. de Laura Teixeira Motta. São Paulo: Companhia das Letras, 1997, pp. 19-20.
2. Ibid., pp. 17-20.
3. "Reserva cognitiva" é um conceito complexo que, em geral, se refere a diferentes tipos de resiliência. De forma genérica, é um termo que descreve a diferença entre o grau da lesão cerebral e as manifestações externas da patologia. Existem vários modelos que explicam grandes discrepâncias. Um é o modelo de "reserva cerebral": algumas pessoas têm um cérebro maior, com mais neurônios e sinapses, e isso permite que o cérebro suporte melhor a patologia. O modo como uso "reserva cognitiva" está de acordo com o modelo "ativo", que se refere à capacidade do cérebro de compensar a patologia utilizando redes cerebrais alternativas para funcionar. Ver Yaakov Stern et al., "Brain Reserve, Cognitive Reserve, Compensation, and Maintenance: Operationalization, Validity, and Mechanisms of Cognitive Resilience", *Neurobiology of Aging*, v. 83, pp. 124-9, 2019. Para uma análise sobre os fatores de estilo de vida que podem explicar a reserva cognitiva, ver Suhang Song, Yaakov Stern e Yian Gu, "Modifiable Lifestyle Factors and Cognitive Reserve: A Systematic Review of Current Evidence", *Ageing Research Reviews*, v. 74, 2022.
4. Sacks se referia especificamente à síndrome de Tourette, mas acredito que essa afirmação também se aplica a outros distúrbios de demência. Oliver Sacks, *Um antropólogo em Marte: Sete histórias paradoxais*. São Paulo: Companhia das Letras, 2006.
5. Ibid.
6. Id., *O homem que confundiu sua mulher com um chapéu*, op. cit., p. 39.

7. Ibid., p. 44.
8. Joseph R. Simpson, "DSM-5 and Neurocognitive Disorders", *Journal of the American Academy of Psychiatry and the Law Online*, v. 42, n. 2, pp. 159-64, 2014.
9. Joon-Ho Shin, "Dementia Epidemiology Fact Sheet 2022", *Annals of Rehabilitation Medicine*, v. 46, n. 2, p. 53, 2022.
10. Joseph Gaugler et al., "2022 Alzheimer's Disease Facts and Figures", *Alzheimer's and Dementia*, v. 18, n. 4, pp. 700-89, 2022.
11. Henry Brodaty e Marika Donkin, "Family Caregivers of People with Dementia", *Dialogues in Clinical Neuroscience*, v. 11, n. 2, pp. 217-28, 2022.
12. Oliver Sacks, *Um antropólogo em Marte*, op. cit.
13. Id., *O homem que confundiu sua mulher com um chapéu*, op. cit., p. 11.

1. Borges no Bronx [pp. 33-50]

1. Jorge Luis Borges, "Funes, o memorioso", em *Ficções*. Trad. de Davi Arrigucci Jr. São Paulo: Companhia das Letras, 2007.
2. Ibid., pp. 106-7.
3. Ibid., p. 105.
4. Ibid., p. 108.
5. Daniel L. Schacter, *The Seven Sins of Memory: How the Mind Forgets and Remembers*. Boston: Houghton Mifflin, 2002.
6. Schacter está se referindo ao trabalho de Gerald Edelman, *Bright Air, Brilliant Fire* (Nova York: Basic, 1992). Daniel L. Schacter, *Searching for Memory: The Brain, the Mind, and the Past* (Basic, 1996, p. 52).
7. Daniel L. Schacter, ibid., p. 71.
8. Para ter um panorama atual sobre engramas, ver Sheena A. Josselyn e Susumu Tonegawa, "Memory Engrams: Recalling the Past and Imagining the Future", *Science*, v. 367, n. 6473, 2020.
9. Ibid.
10. Daniel L. Schacter, *Searching for Memory*, op. cit., p. 71.
11. Perrine Ruby et al., "Perspective Taking to Assess Self-Personality: What's Modified in Alzheimer's Disease?", *Neurobiology of Aging*, v. 30, n. 10, pp. 1637-51, 2009.
12. No capítulo intitulado "The Sin of Bias" [O pecado da predisposição], Schacter enfatiza o papel dominante que "o eu" desempenha na codificação e na recuperação da memória. O eu não é um "observador neutro do mundo", uma vez que se lembra de acontecimentos passados por uma "ótica favorável". Ver *Searching for Memory*, op. cit., pp. 150-3. Pode-se encontrar um exemplo de viés egocêntrico em ação em: Michael Ross e Fiore Sicoly, "Egocentric Biases in Availability and Attribution", *Journal*

of Personality and Social Psychology, v. 37, n. 3, p. 322, 1979. Análises da enorme influência do eu na memória estão disponíveis em: Anthony G. Greenwald, "The Totalitarian Ego", *American Psychologist*, v. 35, n. 7, pp. 603-18, 1980; Cynthia S. Symons e Blair T. Johnson, "The Self-Reference Effect in Memory: A Meta-analysis", *Psychological Bulletin*, v. 121, n. 3, p. 371, 1997; e Martin A. Conway, "Memory and the Self", *Journal of Memory and Language*, v. 53, n. 4, pp. 594-628, 2005. Para uma discussão sobre como a memória é autoprotetora, ver Constantine Sedikides e Jeffrey D. Green, "Memory as a Self-Protective Mechanism", *Social and Personality Psychology Compass*, v. 3, n. 6, pp. 1055-68, 2009.

13. Oliver Sacks, "The Abyss: Music and Amnesia", *The New Yorker*, pp. 100-12, 24 set. 2007.
14. Garvin Brod, Markus Werkle-Bergner e Yee Lee Shing, "The Influence of Prior Knowledge on Memory: A Developmental Cognitive Neuroscience Perspective", *Frontiers in Behavioral Neuroscience*, v. 7, p. 139, 2013.
15. Para uma análise da memória explícita e da implícita, ver Daniel L. Schacter, Chung-Yiu Peter Chiu e Kevin N. Ochsner, "Implicit Memory: A Selective Review", *Annual Review of Neuroscience*, v. 16, n. 1, pp. 159-82, 1993. Para pesquisas atuais sobre memória implícita, ver Daniel L. Schacter, "Implicit Memory, Constructive Memory, and Imagining the Future: A Career Perspective", *Perspectives on Psychological Science*, v. 14, n. 2, pp. 256-72, 2019.
16. Alan J. Parkin, "Residual Learning Capability in Organic Amnesia", *Cortex*, v. 18, n. 3, pp. 417-40, 1982. De fato, não só o medo, mas também sentimentos de felicidade e tristeza podem persistir. Justin S. Feinstein, Melissa C. Duff e Daniel Tranel, "Sustained Experience of Emotion After Loss of Memory in Patients with Amnesia", *Proceedings of the National Academy of Sciences*, v. 107, n. 17, pp. 7674-9, 2010.
17. Vilayanur S. Ramachandran e Diane Rogers-Ramachandran, "Hidden in Plain Sight", *Scientific American Mind*, v. 16, n. 4, pp. 16-8, 2005. A nossa aversão à ambiguidade foi estudada sobretudo no que diz respeito ao sistema visual. Mas, como explica Daniel Kahneman no seu livro seminal *Rápido e devagar: Duas formas de pensar* (Rio de Janeiro: Objetiva, 2012), o nosso cérebro naturalmente suprime a ambiguidade e cria a sensação de coesão, porque para ele isso é mais fácil.
18. Jorge Luis Borges, "Funes, o memorioso", op. cit.

2. "A filha fraca" [pp. 51-66]

1. Franz Kafka, *A metamorfose*. Trad. de Modesto Carone. São Paulo: Companhia das Letras, 1997.

2. John Bowlby, "Attachment and Loss: Retrospect and Prospect", *American Journal of Orthopsychiatry*, v. 52, n. 4, p. 664, 1982.
3. Mary D. Salter Ainsworth, "Attachment as Related to Mother-Infant Interaction", em Jay S. Rosenblatt et al., *Advances in the Study of Behavior*. Nova York: Academic Press, v. 9, pp. 1-51, 1979.
4. Bowlby postulou que os sistemas de apego nos afetam ao longo de toda a vida, do "berço ao túmulo", em John Bowlby, op. cit. Um bom panorama de como os sistemas de apego influenciam muitos aspectos de nós mesmos e dos demais, e de como lidamos com o estresse, pode ser encontrado em Mario Mikulincer e Phillip R. Shaver, "The Attachment Behavioral System in Adulthood: Activation, Psychodynamics, and Interpersonal Processes", em Mark P. Zanna (Org.), *Advances in Experimental Social Psychology*. Nova York: Academic Press, v. 35, pp. 53-152, 2003.
5. Howard Gardner, *The Mind's New Science: A History of the Cognitive Revolution*. Nova York: Basic, 1987.
6. Sigmund Freud, "O Inconsciente" (1915), em *Obras completas volume 12 — Introdução ao narcisismo, ensaios de metapsicologia e outros textos (1914-1916)*. Trad. de Paulo César de Souza. São Paulo: Companhia das Letras, 2010.
7. John F. Kihlstrom, "The Cognitive Unconscious", *Science*, v. 237, n. 4821, pp. 1445-52, 1987.
8. Timothy D. Wilson, *Strangers to Ourselves: Discovering the Adaptive Unconscious*. Cambridge: Harvard University Press, 2002.
9. Daniel M. Wegner, "Précis of the Illusion of Conscious Will", *Behavioral and Brain Sciences*, v. 27, n. 5, pp. 649-59, 2004.
10. Christof Koch e Francis Crick, "The Zombie Within", *Nature*, v. 411, n. 6840, p. 893, 2001.
11. Expertise, habilidades, hábitos, busca de objetivos e muitos outros processos cognitivos sofisticados fazem parte do repertório inconsciente e não requerem o esforço mental dos processos conscientes. John A. Bargh e Melissa J. Ferguson, "Beyond Behaviorism: On the Automaticity of Higher Mental Processes", *Psychological Bulletin*, v. 126, n. 6, p. 925, 2000; John A. Bargh et al., "The Automated Will: Nonconscious Activation and Pursuit of Behavioral Goals", *Journal of Personality and Social Psychology*, v. 81, n. 6, p. 1014, 2001; John A. Bargh e Erin L. Williams, "The Automaticity of Social Life", *Current Directions in Psychological Science*, v. 15, n. 1, pp. 1-4, 2006.
12. Tendemos a sentir (e, portanto, a superestimar) o desejo consciente quando agimos e tomamos decisões. Daniel M. Wegner, op. cit.; Ruud Custers e Henk Aarts, "The Unconscious Will: How the Pursuit of Goals Operates Outside of Conscious Awareness", *Science*, v. 329, n. 5987,

pp. 47-50, 2010; Roy F. Baumeister, E. J. Masicampo e Kathleen D. Vohs, "Do Conscious Thoughts Cause Behavior?", *Annual Review of Psychology*, v. 62, pp. 331-61, 2011; John A. Bargh e Ezequiel Morsella, "The Unconscious Mind", *Perspectives on Psychological Science*, v. 3, n. 1, pp. 73-9, 2008. Faz sentido que subestimemos os nossos processos automáticos e, por extensão, superestimemos a consciência, já que, como Timothy D. Wilson (op. cit., p. 5) aponta, a nossa falta de percepção é um dos traços definidores do inconsciente. Esse assunto é abordado de forma mais detalhada no capítulo 5.
13. Timothy D. Wilson, op. cit., p. 22.
14. Norman Doidge, *O cérebro que se transforma: Como a neurociência pode curar as pessoas*. Trad. de Ryta Vinagre. Rio de Janeiro: Record, 2011.
15. Bowlby acreditava que os sistemas de apego ficam mais evidentes em tempos de má saúde e de perda, em John Bowlby, "The Bowlby Ainsworth Attachment Theory", *Behavioral and Brain Sciences*, v. 2, n. 4, pp. 637-8, 1979. Pesquisadores apoiaram a afirmação de Bowlby, concluindo que os sistemas de apego ficam mais ativados com o envelhecimento, e particularmente com distúrbios demenciais. Caroline J. Browne e Emma Shlosberg, "Attachment Theory, Ageing and Dementia: A Review of the Literature", *Aging and Mental Health*, v. 10, n. 2, pp. 134-42, 2006. De fato, face à perda, à angústia ou à doença, as pessoas tendem a procurar uma "figura de apego". Giacomo d'Elia, "Attachment: A Biological Basis for the Therapeutic Relationship?", *Nordic Journal of Psychiatry*, v. 55, n. 5, pp. 329-36, 2001. Já que a "figura de apego" dos pacientes com demência costuma ser o cuidador, não é de admirar que eles sejam os destinatários do comportamento repetitivo do paciente, por exemplo seguir de perto, agarrar-se, chamá-los constantemente, além de fixações gerais em objetos e locais que representam segurança.
16. Pesquisador da demência, Bère M. L. Miesen propõe que pessoas com distúrbios demenciais ainda podem reagir à sua doença mesmo depois do seu "insight sobre a doença" ter desaparecido, porque a doença cria um estresse constante relacionado à separação, à perda, à impotência e ao deslocamento. Essa é a fonte do que ele descobriu ser a "fixação parental" de um paciente com demência em lares de idosos, em Bère M. L. Miesen, "Alzheimer's Disease, the Phenomenon of Parent Fixation and Bowlby's Attachment Theory", *International Journal of Geriatric Psychiatry*, v. 8, n. 2, pp. 147-53, 1993; Bère M. L. Miesen, *Dementia in Close-up: Understanding and Caring for People with Dementia*. Londres: Routledge, 1999. Outros pesquisadores chegaram a conclusões semelhantes, por exemplo: Hannah Osborne, Graham Stokes e Jane Simpson, "A Psychosocial Model of Parent Fixation in People with Dementia: The

Role of Personality and Attachment", *Aging and Mental Health*, v. 14, n. 8, pp. 928-37, 2010.

17. Embora pouca pesquisa tenha sido feita sobre o assunto, parece que os estilos de apego pré-patológicos continuam a afetar a forma como os pacientes lidam com o Alzheimer e como os sintomas se manifestam. Carol Magai e Stewart I. Cohen, "Attachment Style and Emotion Regulation in Dementia Patients and Their Relation to Caregiver Burden", *Journals of Gerontology. Series B: Psychological Sciences and Social Sciences*, v. 53, n. 3, pp. 147-54, 1998.

18. Infelizmente, foram feitos poucos trabalhos sobre como o apego afeta a díade. O apego dos cuidadores também é provocado por distúrbios de demência. Reidun Ingebretsen e Per Erik Solem, "Spouses of Persons with Dementia: Attachment, Loss and Coping", *Norsk Epidemiologi*, v. 8, n. 2, 1998.

19. Processos automáticos e controlados tendem a ser diferentes. O processo automático (o estado preferido do nosso cérebro) é eficiente, não faz esforço, é rígido e difícil de parar. A consciência, controlada, é esforçada, flexível e cognitivamente mais desgastante. Robert S. Wyer Jr., *The Automaticity of Everyday Life: Advances in Social Cognition*. Londres: Psychology Press, v. 10, 2014. Para um guia prático sobre as características inconscientes em relação às conscientes, ver Timothy D. Wilson, op. cit., p. 49.

20. É um traço adaptativo do nosso cérebro não se preocupar com a razão perfeita, mas contentar-se com o que parece ser "suficientemente bom." Essa é a ideia por trás da pesquisa sobre "racionalidade limitada", que revela que o nosso cérebro corre o risco de cometer erros e nos desviar do caminho certo como uma compensação que traz facilidade e eficiência. Gerd Gigerenzer e Reinhard Selten (Orgs.), *Bounded Rationality: The Adaptive Toolbox*. Cambridge: MIT Press, 2002.

21. O nosso cérebro foi caracterizado como "preguiçoso", um "miserável cognitivo", em geral preferindo ser "rápido e frugal" e tendendo a seguir a linha do "menor esforço mental", favorecendo o hábito em vez de uma mudança difícil. William J. McGuire, "The Nature of Attitudes and Attitude Change", em Elliot Aronson e Gardner Lindzey (Orgs.), *The Handbook of Social Psychology*. 2 ed., v. 3. Boston: Addison-Wesley, 1969, pp. 136-314; Shelley E. Taylor, "The Interface of Cognitive and Social Psychology", em John H. Harvey (Org.), *Cognition, Social Behavior, and the Environment*. Mahwah: Lawrence Erlbaum, 1981, pp. 189-211; Gerd Gigerenzer e Daniel G. Goldstein, "Reasoning the Fast and Frugal Way: Models of Bounded Rationality", *Psychological Review*, v. 103, n. 4, p. 650, 1996; Michael Ballé, "La Loi du moindre effort mental: Les

représentations mentales", *Sciences Humaines*, v. 128, pp. 36-9, 2002; A. David Redish, *The Mind Within the Brain: How We Make Decisions and How Those Decisions Go Wrong*. Oxford: Oxford University Press, 2013; Wouter Kool et al., "Decision Making and the Avoidance of Cognitive Demand", *Journal of Experimental Psychology: General*, v. 139, n. 4, p. 665, 2010.
22. Uma das características definidoras dos processos conscientes é que eles são inerentemente esforçados e, por isso, custam mais energia ao cérebro. Jan-Åke Nilsson, "Metabolic Consequences of Hard Work", *Proceedings of the Royal Society of London. Series B: Biological Sciences*, v. 269, n. 1501, pp. 1735-9, 2002.
23. Veremos no capítulo 5 por que é que nossa mente é rápida em recorrer a processos inconscientes eficientes quando está sobrecarregada ou esgotada.

3. A cegueira diante da demência [pp. 67-81]

1. Franz Carl Müller-Lyer, *Formen der Ehe, der Familie und der Verwandtschaft*. Munique: J. F. Lehmann, 1911, v. 3.
2. Daniel Kahneman, op. cit.
3. Gordon L. Walls, "The Filling-In Process", *Optometry and Vision Science*, v. 31, n. 7, pp. 329-41, 1954; Vilayanur S. Ramachandran, "Blind Spots", *Scientific American*, v. 266, n. 5, pp. 86-91, 1992. Para uma análise de quando o nosso sistema perceptual "preenche os espaços" e quando não o faz, ver Lothar Spillmann et al., "Perceptual Filling-In from the Edge of the Blind Spot", *Vision Research*, v. 46, n. 25, pp. 4252-7, 2006.
4. Ver Richard L. Gregory, "The Confounded Eye", em Richard L. Gregory e Erns Hans Gombrich (Orgs.), *Illusion in Nature and Art*. Nova York: Scribner, 1973. pp. 49-96.
5. Concretamente, as falhas ou os erros que cometemos são uma solução compensatória para que vejamos um mundo mais estável, menos ambíguo e menos ruidoso, o que, por sua vez, nos permite navegar por ele com mais facilidade e eficiência. Andy Clark, *Surfing Uncertainty: Prediction, Action, and the Embodied Mind*. Oxford: Oxford University Press, 2016, p. 51.
6. Temos uma tendência a acreditar que as nossas percepções do mundo o refletem como de fato ele é. Por isso, superestimamos a nossa precisão e objetividade. Essa propensão, chamada realismo naïf, vale para as nossas percepções visuais, bem como para as nossas visões de mundo no dia a dia. Harvey S. Smallman e Mark John, "Naive Realism: Limits of Realism as a Display Principle", *Proceedings of the Human Factors*

and Ergonomics Society Annual Meeting, v. 49, n. 17, 2005; Andrew Ward, "Naive Realism in Everyday Life: Implications for Social Conflict", em Edward S. Reed, Elliot Turiel e Terrance Brown (Orgs.), *Values and Knowledge*, 1996. pp. 103-35.

7. David Marr, *Vision: A Computational Investigation into the Human Representation and Processing of Visual Information*. São Francisco: W. H. Freeman, 1982.
8. Essa ideia remonta à teoria da inferência inconsciente de Helmholtz. Hermann von Helmholtz, *Handbuch der Physiologischen Optik: mit 213 in den Text Eingedruckten Holzschnitten und 11 Tafeln*. v. 9. Leipzig: Voss, 1867. Exemplos atuais de discussões ativas ou "de cima para baixo" constam em Patricia S. Churchland, Vilayanur S. Ramachandran e Terrence J. Sejnowski, "A Critique of Pure Vision", em Christof Koch e Joel L. David (Orgs.), *Large-Scale Neuronal Theories of the Brain*. Cambridge: MIT Press, 1993; Andy Clark, "Whatever Next? Predictive Brains, Situated Agents, and the Future of Cognitive Science", *Behavioral and Brain Sciences*, v. 36, n. 3. Cambridge: Cambridge University Press, pp. 181-204, 2013; "Perceiving as Predicting", em Dustin Stokes, Mohan Matthen e Stephen Biggs (Orgs.), *Perception and Its Modalities*. Oxford University Press, 2014. pp. 23-43.
9. Para uma análise da utilidade do modelo interno, ver Tai Sing Lee, "The Visual System's Internal Model of the World", *Proceedings of the IEEE*, v. 103, n. 8, pp. 1359-78, 2015.
10. Andy Clark, *Surfing Uncertainty*, op. cit., p. 225.
11. Nassim Nicholas Taleb, *A lógica do cisne negro: O impacto do altamente improvável*. Trad. de Renato Marques de Oliveira. Rio de Janeiro: Objetiva, 2021.
12. Burrhus Frederic Skinner, "'Superstition' in the Pigeon", *Journal of Experimental Psychology*, v. 38, n. 2, p. 168, 1948.
13. Psicólogos cognitivos respaldaram a pesquisa de Skinner sobre a superstição como um subproduto da aprendizagem acidental, que requer que se estabeleçam associações. Jan Beck e Wolfgang Forstmeier, "Superstition and Belief as Inevitable By-Products of an Adaptive Learning Strategy", *Human Nature*, v. 18, n. 1, pp. 35-46, 2007.
14. Burrhus Frederic Skinner, "The Experimental Analysis of Behavior", *American Scientist*, v. 45, n. 4, pp. 343-71, 1957.
15. Gregory J. Madden, Eric E. Ewan e Carla H. Lagorio, "Toward an Animal Model of Gambling: Delay Discounting and the Allure of Unpredictable Outcomes", *Journal of Gambling Studies*, v. 23, n. 1, pp. 63-83, 2007.
16. Daniel L. Schacter, "The Seven Sins of Memory: Insights from Psychology and Cognitive Neuroscience", *American Psychologist*, v. 54, n. 3, p. 182, 1999.

17. Michael Shermer, *Cérebro e crença: De fantasmas e deuses à política e às conspirações — Como nosso cérebro constrói nossas crenças e as transforma em verdades*. São Paulo: JSN, 2012.
18. Para uma discussão sobre por que nos parece ser mais seguro supor que há uma relação de causa e efeito entre dois acontecimentos, ver Kevin R. Foster e Hanna Kokko, "The Evolution of Superstitious and Superstition-like Behaviour", *Proceedings of the Royal Society of London. Series B: Biological Sciences*, v. 276, n. 1654, pp. 31-7, 2009.
19. Michael Shermer, op. cit.
20. Jennifer A. Whitson e Adam D. Galinsky, "Lacking Control Increases Illusory Pattern Perception", *Science*, v. 322, n. 5898, pp. 115-7, 2008.
21. Ilusões cognitivas são tão difíceis de superar quanto ilusões visuais, porque elas também funcionam automaticamente. É difícil "desligá-las" porque isso requer uma vigilância e um questionamento constantes, que o nosso cérebro adaptativamente preguiçoso tende a evitar. Daniel Kahneman, op. cit.

4. Tchékhov e o intérprete do lado esquerdo do cérebro [pp. 82-97]

1. Michael S. Gazzaniga e Joseph E. LeDoux, "The Split Brain and the Integrated Mind", em *The Integrated Mind*. Nova York: Springer, 1978. pp. 1-7; Michael S. Gazzaniga, "Organization of the Human Brain", *Science*, v. 245, n. 4921, pp. 947-52, 1989; "Cerebral Specialization and Interhemispheric Communication: Does the Corpus Callosum Enable the Human Condition?", *Brain*, v. 123, n. 7, pp. 1293-326, 2000.
2. Michael Gazzaniga, *Who's in Charge? Free Will and the Science of the Brain*. Nova York: Ecco, 2012, pp. 94-5.
3. William Hirstein e Vilayanur S. Ramachandran, "Capgras Syndrome: A Novel Probe for Understanding the Neural Representation of the Identity and Familiarity of Persons", *Proceedings of the Royal Society of London. Series B: Biological Sciences*, v. 264, n. 1380, pp. 437-44, 1997.
4. John M. Doran, "The Capgras Syndrome: Neurological/Neuropsychological Perspectives", *Neuropsychology*, v. 4, n. 1, p. 29, 1990.
5. Stanley Schachter e Jerome Singer, "Cognitive, Social, and Physiological Determinants of Emotional State", *Psychological Review*, v. 69, n. 5, p. 379, 1962.
6. Patricia Churchland, *Brain-wise: Studies in Neurophilosophy*. Cambridge: MIT Press, 2002, p. 64.
7. A noção de um "eu verdadeiro" é uma extensão do essencialismo característico do início do nosso desenvolvimento. Paul Bloom, "Précis of How Children Learn the Meanings of Words", *Behavioral and Brain*

Sciences, v. 24, n. 6, pp. 1095-103, 2001; "Water as an Artifact Kind", em *Creations of the Mind: Theories of Artifacts and Their Representation*. Oxford: Oxford University Press, 2007. pp. 150-6.
8. Nina Strohminger, Joshua Knobe e George Newman, "The True Self: A Psychological Concept Distinct from the Self", *Perspectives on Psychological Science*, v. 12, n. 4, pp. 551-60, 2017; Andrew G. Christy, Rebecca J. Schlegel e Andrei Cimpian, "Why Do People Believe in a 'True Self'? The Role of Essentialist Reasoning About Personal Identity and the Self", *Journal of Personality and Social Psychology*, v. 117, n. 2, p. 386, 2019.
9. Nina Strohminger e Shaun Nichols, "The Essential Moral Self", *Cognition*, v. 131, n.1, pp. 159-71, 2014.
10. George E. Newman, Paul Bloom e Joshua Knobe, "Value Judgments and the True Self", *Personality and Social Psychology Bulletin*, v. 40, n. 2, pp. 203-16, 2014; Nina Strohminger, Joshua Knobe e George Newman, "The True Self: A Psychological Concept Distinct from the Self", *Perspectives on Psychological Science*, v. 12, n. 4, pp. 551-60, 2017; Julian De Freitas et al., "Consistent Belief in a Good True Self in Misanthropes and Three Interdependent Cultures", *Cognitive Science*, v. 42, pp.134-60, maio 2018.
11. Daniel Kahneman e Jason Riis, "Living, and Thinking About It: Two Perspectives on Life", em Felicia Huppert, Nick Baylis e Barry Keverne (Orgs.), *The Science of Well-Being*. Oxford: Oxford University Press, 2005. pp. 285-304.
12. Anton Tchékhov, *Quatro peças: A gaivota, Tio Vânia, Três irmãs e O jardim das cerejeiras*. Trad. de Rubens Figueiredo. São Paulo: Penguin-Companhia das Letras, 2021.

5. O CEO insistente e persistente [pp. 98-112]

1. Michael S. Gazzaniga, *Who's in Charge?*, op. cit., p. 44-73.
2. David Eagleman, *Incógnito: As vidas secretas do cérebro*. Trad. de Ryta Vinagre. Rio de Janeiro: Rocco, 2022.
3. Este estudo seminal provocou muitos debates. É preciso sinalizar que Libet não achava que a sua pesquisa mostrava que não existe livre-arbítrio. Ele inclusive afirma que a consciência tem "poder de veto". Benjamin Libet et al., "Time of Conscious Intention to Act in Relation to Onset of Cerebral Activity (Readiness-Potential): The Unconscious Initiation of a Freely Voluntary Act", *Brain*, v. 106, p. 623, 1983; Benjamin Libet, "Unconscious Cerebral Initiative and the Role of Conscious Will in Voluntary Action", *Behavioral and Brain Sciences*, v. 8, n. 4, pp. 529-39, 1985; Benjamin Libet, "Do We Have Free Will?", *Journal of Consciousness Studies*, v. 6, n. 8-9, pp. 47-57, 1999. Há muitas críticas ao estudo de

Libet. Algumas alegam que o estudo é muito "superficial" ou "insignificante" para revelar algo tão complexo como a natureza do livre-arbítrio. Outras questionam a validade do "potencial de prontidão". Para uma avaliação das críticas negativas e positivas, ver Eoin Travers, Maja Friedemann e Patrick Haggard, "The Readiness Potential Reflects Expectation, Not Uncertainty, in the Timing of Action", *Cognitive Neuroscience*, v. 12, n. 1, pp. 14-27, jan. 2021.

4. Daniel M. Wegner, "The Mind's Best Trick: How We Experience Conscious Will", *Trends in Cognitive Sciences*, v. 7, n. 2, pp. 65-9, 2003.
5. David Eagleman, *The Brain: The Story of You*. Nova York: Pantheon, 2015, pp. 94-5; Joaquim Pereira Brasil-Neto et al., "Focal Transcranial Magnetic Stimulation and Response Bias in a Forced-Choice Task", *Journal of Neurology, Neurosurgery and Psychiatry*, v. 55, n. 10, pp. 964-6, 1992.
6. Sobre preconceitos raciais, ver Jeffrey J. Rachlinski et al., "Does Unconscious Racial Bias Affect Trial Judges?", *Notre Dame Law Review*, v. 84, p. 1195, 2008; e David Arnold, Will Dobbie e Crystal S. Yang, "Racial Bias in Bail Decisions", *Quarterly Journal of Economics*, v. 133, n. 4, pp. 1885-932, 2018. Sobre preconceitos gerais e erros heurísticos, ver Eyal Peer e Eyal Gamliel, "Heuristics and Biases in Judicial Decisions", *Court Review*, v. 49, p. 114, 2013. Sobre o efeito da fome nas decisões relativas à liberdade condicional, ver Shai Danziger, Jonathan Levav e Liora Avnaim-Pesso, "Extraneous Factors in Judicial Decisions", *Proceedings of the National Academy of Sciences*, v. 108, n. 17, pp. 6889-92, 2011. Sobre os efeitos do mau tempo e do jogo da noite anterior nas decisões judiciais, ver Daniel L. Chen, "This Morning's Breakfast, Last Night's Game: Detecting Extraneous Factors in Judging", *IAST Working Papers*, v. 16, n. 49, pp. 16-49, 2016. É importante observar que houve críticas ao "estudo dos juízes famintos". Ver Andreas Glöckner, "The Irrational Hungry Judge Effect Revisited: Simulations Reveal That the Magnitude of the Effect Is Overestimated", *Judgment and Decision Making*, v. 11, n. 6, p. 601, 2016.
7. Crick e Koch argumentam que a consciência existe para controlar os sistemas zumbis. Francis Crick e Christof Koch, "Constraints on Cortical and Thalamic Projections: The No-Strong-Loops Hypothesis", *Nature*, v. 391, n. 6664, pp. 245-50, 1998.
8. David Eagleman, *Incógnito*, op. cit.
9. Michael S. Gazzaniga, *The Consciousness Instinct: Unraveling the Mystery of How the Brain Makes the Mind*. Nova York: Farrar, Straus and Giroux, 2018.
10. Mark E. Nelson e James M. Bower, "Brain Maps and Parallel Computers", *Trends in Neurosciences*, v. 13, n. 10, pp. 403-8, 1990.

11. Paul Bloom, *Descartes' Baby: How the Science of Child Development Explains What Makes Us Human*. Nova York: Basic, 2005.
12. Maciej Chudek et al., "Developmental and Cross-Cultural Evidence for Intuitive Dualism", *Psychological Science*, v. 20, pp. 1-19, 2013; Maira Roazzi, Melanie Nyhof e Carl Johnson, "Mind, Soul and Spirit: Conceptions of Immaterial Identity in Different Cultures", *International Journal for the Psychology of Religion*, v. 23, n. 1, pp. 75-86, 2013; Harold Clark Barrett et al., "Intuitive Dualism and Afterlife Beliefs: A Cross-Cultural Study", *Cognitive Science*, v. 45, n. 6, e12992, 2021.
13. O neurocientista social Matthew Lieberman explica que todos nós somos dualistas porque há um abismo neural em nosso cérebro entre como pensamos sobre as mentes e como pensamos sobre os corpos. Matthew D. Lieberman, *Social: Why Our Brains Are Wired to Connect*. Nova York: Crown, 2014, p. 186.
14. Diferentes áreas do cérebro estão implicadas no raciocínio sobre o mundo físico versus o mundo mental. Rebecca Saxe e Nancy Kanwisher, "People Thinking About Thinking People: The Role of the Temporo-Parietal Junction in 'Theory of Mind'", em Gary G. Berntson e John T. Cacioppo (Orgs.), *Social Neuroscience: Key Readings*. Londres: Psychology Press, 2013. pp. 171-82. Estudos sobre o desenvolvimento infantil mostram que os bebês pensam naturalmente em objetos físicos e em estados mentais de maneiras diferentes. Valerie A. Kuhlmeier, Paul Bloom e Karen Wynn, "Do 5-Month-Old Infants See Humans as Material Objects?", *Cognition*, v. 94, n. 1, pp. 95-103, 2004; Maria Legerstee, "A Review of the Animate-Inanimate Distinction in Infancy: Implications for Models of Social and Cognitive Knowing", *Early Development and Parenting*, v. 1, n. 2, pp. 59-67, 1992.
15. Gilbert Ryle, *The Concept of Mind*. Londres: Routledge, 2009.
16. Mesmo os neurocientistas que definitivamente rejeitam a distinção mente-corpo ainda recorrem ao uso de conceitos e linguagem dualistas em seus escritos. Liad Mudrik e Uri Maoz, "'Me and My Brain': Exposing Neuroscience's Closet Dualism", *Journal of Cognitive Neuroscience*, v. 27, n. 2, pp. 211-21, 2015.

6. Quando todo dia é domingo [pp. 113-23]

1. Deus também pode atuar como uma figura de apego incorpórea. Aaron D. Cherniak et al., "Attachment Theory and Religion", *Current Opinion in Psychology*, v. 40, pp. 126-30, 2021.
2. Michael Tomasello, "The Ultra-Social Animal", *European Journal of Social Psychology*, v. 44, n. 3, pp. 187-94, 2014.

3. Gerald Echterhoff, Edward Tory Higgins e John M. Levine, "Shared Reality: Experiencing Commonality with Others' Inner States About the World", *Perspectives on Psychological Science*, v. 4, n. 5, pp. 496-521, 2009; Gerald Echterhoff e Edward Tory Higgins, "Shared Reality: Construct and Mechanisms", *Current Opinion in Psychology*, v. 23, pp. IV-VII, 2018.
4. Os seres humanos têm uma tendência a usar seus conhecimentos, crenças e expertise como parâmetro para o que os outros sentem e acreditam. Acredita-se que essa propensão seja um efeito colateral do que os psicólogos identificam como a nossa "egocentricidade" natural na tomada de perspectiva. Um exemplo disso é o chamado "efeito do falso consenso", que nos leva a pensar que os outros compartilham do nosso ponto de vista mais do que realmente o fazem. Lee Ross, David Greene e Pamela House, "The 'False Consensus Effect': An Egocentric Bias in Social Perception and Attribution Processes", *Journal of Experimental Social Psychology*, v. 13, n. 3, pp. 279-301, 1977; Boaz Keysar, Linda E. Ginzel e Max H. Bazerman, "States of Affairs and States of Mind: The Effect of Knowledge of Beliefs", *Organizational Behavior and Human Decision Processes*, v. 64, n. 3, pp. 283-93, 1995; Nicholas Epley et al., "Perspective Taking as Egocentric Anchoring and Adjustment", *Journal of Personality and Social Psychology*, v. 87, n. 3, p. 327, 2004; Nicholas Epley, Carey K. Morewedge e Boaz Keysar, "Perspective Taking in Children and Adults: Equivalent Egocentrism but Differential Correction", *Journal of Experimental Social Psychology*, v. 40, n. 6, pp. 760-68, 2004. Existe também uma tendência à chamada "maldição do conhecimento", que nos leva a superestimar o quanto as pessoas sabem sobre algo que aprendemos ou em que somos especialistas. Colin Camerer, George Loewenstein e Martin Weber, "The Curse of Knowledge in Economic Settings: An Experimental Analysis", *Journal of Political Economy*, v. 97, n. 5, pp. 1232-54, 1989; Susan A. J. Birch et al., "A 'Curse of Knowledge' in the Absence of Knowledge? People Misattribute Fluency When Judging How Common Knowledge Is Among Their Peers", *Cognition*, v. 166, pp. 447-58, 2017. Há também a ilusão de transparência, que nos leva a superestimar o quanto as pessoas são copartícipes dos nossos sentimentos. Thomas Gilovich, Kenneth Savitsky e Victoria Husted Medvec, "The Illusion of Transparency: Biased Assessments of Others' Ability to Read One's Emotional States", *Journal of Personality and Social Psychology*, v. 75, n. 2, p. 332, 1998.
5. James A. Coan e John J. B. Allen, "Frontal EEG Asymmetry as a Moderator and Mediator of Emotion", *Biological Psychology*, v. 67, n. 1-2, pp. 7-50, 2004; James A. Coan, John J. B. Allen e Patrick E. McKnight,

"A Capability Model of Individual Differences in Frontal EEG Asymmetry", *Biological Psychology*, v. 72, n. 2, pp. 198-207, 2006. Uma meta-análise mostra que os córtices pré-frontais ventromediais direito e esquerdo são essenciais na regulação emocional. Nils Kohn et al., "Neural Network of Cognitive Emotion Regulation: An ALE Meta-analysis and MACM Analysis", *Neuroimage*, v. 87, pp. 345-55, 2014.

6. Formas automáticas de regulação estão associadas ao córtex pré-frontal ventromedial e orbitofrontal. Mohammed R. Milad et al., "Thickness of Ventromedial Prefrontal Cortex in Humans Is Correlated with Extinction Memory", *Proceedings of the National Academy of Sciences*, v. 102, n. 30, p. 13, 2005; Gregory Quirk e Jennifer S. Beer, "Prefrontal Involvement in the Regulation of Emotion: Convergence of Rat and Human Studies", *Current Opinion in Neurobiology*, v. 16, n. 6, pp. 723-7, 2006; Demetrio Sierra-Mercado Jr., et al., "Inactivation of the Ventromedial Prefrontal Cortex Reduces Expression of Conditioned Fear and Impairs Subsequent Recall of Extinction", *European Journal of Neuroscience*, v. 24, n. 6, pp. 1751-8, 2006.

7. Formas esforçadas de regulação exigem mais atenção, memória de trabalho e reavaliação, associadas à parte lateral do córtex pré-frontal. Kevin N. Ochsner et al., "Rethinking Feelings: An FMRI Study of the Cognitive Regulation of Emotion", *Journal of Cognitive Neuroscience*, v. 14, n. 8, pp. 1215-29, 2002; Kevin N. Ochsner e James J. Gross, "The Cognitive Control of Emotion", *Trends in Cognitive Sciences*, v. 9, n. 5, pp. 242-9, 2005. Sentir um apoio social poupa o cérebro do trabalho metabolicamente custoso de regulação esforçada no CPF. Ao que parece isso ocorre em um nível subcortical. Lane Beckes e James A. Coan, "Social Baseline Theory: The Role of Social Proximity in Emotion and Economy of Action", *Social and Personality Psychology Compass*, v. 5, n. 12, pp. 976-88, 2011; Lane Beckes e David A. Sbarra, "Social Baseline Theory: State of the Science and New Directions", *Current Opinion in Psychology*, v. 43, pp. 36-41, 2022.

8. Dennis R. Proffitt, "Embodied Perception and the Economy of Action", *Perspectives on Psychological Science*, v. 1, n. 2, pp. 110-22, 2006; James A. Coan e David A. Sbarra, "Social Baseline Theory: The Social Regulation of Risk and Effort", *Current Opinion in Psychology*, v. 1, pp. 87-91, 2015.

9. Lane Beckes, James A. Coan e Karen Hasselmo, "Familiarity Promotes the Blurring of Self and Other in the Neural Representation of Threat", *Social Cognitive and Affective Neuroscience*, v. 8, n. 6, pp. 670-77, 2013.

10. James A. Coan, "Toward a Neuroscience of Attachment", em Jude Cassidy e Phillip R. Shaver (Orgs.), *Handbook of Attachment: Theory, Research, and Clinical Applications*. 2. ed. Nova York: Guilford, 2008. pp. 241-68.

11. James A. Coan, Hillary S. Schaefer e Richard J. Davidson, "Lending a Hand: Social Regulation of the Neural Response to Threat", *Psychological Science*, v. 17, n. 12, pp. 1032-9, 2006.
12. Matthew D. Lieberman e Naomi I. Eisenberger, "Pains and Pleasures of Social Life", *Science*, v. 323, n. 5916, pp. 890-1, 2009.
13. As mesmas regiões que registram a adoração por chocolate (e outros prazeres) também adoram a justiça, que também é extremamente gratificante. Matthew D. Lieberman, *Social*, op. cit., p. 75.
14. John Cacioppo e William Patrick, *Loneliness: Human Nature and the Need for Social Connection*. Nova York: W. W. Norton, 2009, pp. 35-51.
15. Limitado porque diferentes tipos de força de vontade recorrem à mesma fonte de energia. Matthew T. Gailliot et al., "Self-control Relies on Glucose as a Limited Energy Source: Willpower Is More than a Metaphor", *Journal of Personality and Social Psychology*, v. 92, n. 2, p. 325, 2007.
16. Ignorar a injustiça ativa o autocontrole no cérebro porque os seres humanos (e outros mamíferos) evoluíram para ser muito sensíveis a violações de justiça. Golnaz Tabibnia, Ajay B. Satpute e Matthew D. Lieberman, "The Sunny Side of Fairness: Preference for Fairness Activates Reward Circuitry (and Disregarding Unfairness Activates Self-Control Circuitry)", *Psychological Science*, v. 19, n. 4, pp. 339-47, 2008.
17. Kahneman explica que cometemos mais "erros intuitivos" e temos mais dificuldade em resistir à tentação (dos cigarros aos biscoitos) quando estamos num estado de esgotamento do ego. Daniel Kahneman, *Rápido e devagar: Duas formas de pensar*, op. cit. Não é de admirar que os cuidadores tenham dificuldade em dominar todas as intuições necessárias para lidar de forma eficaz com os distúrbios de demência (por exemplo, suprimindo as nossas propensões dualistas). Precisamos de autocontrole para aceitar ou ajustar-nos à realidade de outra pessoa, porque isso implica superar a nossa perspectiva egocêntrica inerente. Matthew D. Lieberman, *Social*, op. cit., pp. 208-16; Jessica R. Cohen, Elliot T. Berkman e Matthew D. Lieberman, "Intentional and Incidental Self-Control in Ventrolateral PFC", em Donald T. Stuss e Robert T. Knight (Orgs.), *Principles of Frontal Lobe Function*, 2013. pp. 417-40; Charlotte E. Hartwright, Ian A. Apperly e Peter C. Hansen, "The Special Case of Self-Perspective Inhibition in Mental, but Not Non-Mental, Representation", *Neuropsychologia*, v. 67, pp. 183-92, 2015.
18. Lieberman chama a região CPFvmd de "sistema de frenagem" do cérebro.
19. Roy F. Baumeister et al., "Ego Depletion: Is the Active Self a Limited Resource?", em Roy F. Baumeister (Org.), *Self-Regulation and Self-Control: Selected Works of Roy F. Baumeister*. Londres: Routledge, 2018. pp. 16-44. Uma boa análise da investigação sobre o esgotamento do ego consta em

Mark Muraven, Jacek Buczny e Kyle F. Law, "Ego Depletion: Theory and Evidence", em Richard M. Ryan (Org.), *The Oxford Handbook of Human Motivation*. 2. ed. Oxford: Oxford University Press, 2019. Para uma visão geral das críticas e defesas do conceito de esgotamento do ego, ver Malte Friese et al., "Is Ego Depletion Real? An Analysis of Arguments", *Personality and Social Psychology Review*, v. 23, n. 2, pp. 107-31, 2019.
20. Patricia S. Churchland, *Brain-wise: Studies in Neurophilosophy*. Cambridge: MIT Press, 2002, pp. 214-8.
21. Patricia S. Churchland, "Neuroscience, Choice and Responsibility", em James R. Pomerantz (Org.), *Topics in Integrative Neuroscience*. Cambridge: Cambridge University Press, 2008. pp. 2-22.
22. Churchland estava aludindo ao editorial "Fat and Free Will", da *Nature Neuroscience*, v. 3, n. 1057, nov. 2000. Para pesquisas recentes sobre o papel fundamental da leptina nas complicações relacionadas com a obesidade, ver: Olof S. Dallner et al., "Dysregulation of a Long Noncoding RNA Reduces Leptin Leading to a Leptin-Responsive Form of Obesity", *Nature Medicine*, v. 25, n. 3, pp. 507-16, 2019; e Milan Obradovic et al., "Leptin and Obesity: Role and Clinical Implication", *Frontiers in Endocrinology*, v. 12, 2021. Sobre outras vulnerabilidades genéticas relacionadas à obesidade, ver Ruth J. F. Loos e Giles S. H. Yeo, "The Genetics of Obesity: From Discovery to Biology", *Nature Reviews Genetics*, v. 23, n. 2, pp. 120-33, 2022.

7. Meu jantar com Stefan Zweig [pp. 124-34]

1. Jean-Paul Sartre, *Entre quatro paredes*. 8 ed. Trad. de Alcione Araújo e Pedro Hussak. Rio de Janeiro: Civilização Brasileira, 2022.
2. Sartre descreve essa "inautenticidade" como agir de má-fé, deixando que os outros lhe definam. Jean-Paul Sartre, *O Ser e o Nada: Ensaios de ontologia fenomenológica*. Trad. de Paulo Perdigão. Petrópolis: Vozes, 2015.
3. Para entender bem o processamento do eu no cérebro, Lieberman argumenta que é essencial levar em conta a percepção e o raciocínio social. O "eu" não é apenas algo que está sendo constantemente construído por várias partes do cérebro, ele é bastante influenciado pela interação interpessoal. Matthew D. Lieberman e Jennifer H. Pfeifer, "The Self and Social Perception: Three Kinds of Questions in Social Cognitive Neuroscience", em Alexander Easton e Nathan Emery (Orgs.), *The Cognitive Neuroscience of Social Behaviour*. Londres: Psychology Press, 2004. pp. 207-48.
4. Há uma grande sobreposição neurológica entre raciocínio social e autoavaliação. Kevin N. Ochsner et al., "The Neural Correlates of Direct and

Reflected Self-Knowledge", *NeuroImage*, v. 28, n. 4, pp. 797-814, 2005; Jennifer H. Pfeifer, Matthew D. Lieberman e Mirella Dapretto, "'I Know You Are But What Am I?!': Neural Bases of Self and Social Knowledge Retrieval in Children and Adults", *Journal of Cognitive Neuroscience*, v. 19, n. 8, pp. 1323-37, 2007; Joseph M. Moran, William M. Kelley e Todd F. Heatherton, "What Can the Organization of the Brain's Default Mode Network Tell Us About Self-Knowledge?", *Frontiers in Human Neuroscience*, v. 7, p. 391, 2013; Adrianna C. Jenkins e Jason P. Mitchell, "Medial Prefrontal Cortex Subserves Diverse Forms of Self-Reflection", *Social Neuroscience*, v. 6, n. 3, pp. 211-8, 2011.
5. Matthew D. Lieberman, *Social*, op. cit., p. 198.
6. Ibid., p. 189.
7. Ibid., pp. 194-202.
8. Marcus E. Raichle et al., "A Default Mode of Brain Function", *Proceedings of the National Academy of Sciences*, v. 98, n. 2, pp. 676-82, 2001; Wei Gao et al., "Evidence on the Emergence of the Brain's Default Network from 2-Week-Old to 2-Year-Old Healthy Pediatric Subjects", *Proceedings of the National Academy of Sciences*, v. 106, n. 16, pp. 6790-5, 2009.
9. Matthew D. Lieberman, *Social*, op. cit., pp. 22-33. Há quem argumente que nosso cérebro se tornou maior devido às pressões para gerir estruturas sociais cada vez mais complexas. Em outras palavras, nosso cérebro grande existe para nos ajudar a navegar no mundo social. F. Javier Pérez-Barbería, Susanne Shultz e Robin I. M. Dunbar, "Evidence for Coevolution of Sociality and Relative Brain Size in Three Orders of Mammals", *Evolution*, v. 61, n. 12, pp. 2811-21, 2007.
10. Kipling D. Williams e Blair Jarvis, "Cyberball: A Program for Use in Research on Interpersonal Ostracism and Acceptance", *Behavior Research Methods*, v. 38, n. 1, pp. 174-80, 2006; Kipling D. Williams, Christopher K. T. Cheung e Wilma Choi, "Cyberostracism: Effects of Being Ignored over the Internet", *Journal of Personality and Social Psychology*, v. 79, n. 5, p. 748, 2000.
11. Naomi I. Eisenberger, Matthew D. Lieberman e Kipling D. Williams, "Does Rejection Hurt? An FMRI Study of Social Exclusion", *Science*, v. 302, n. 5643, pp. 290-2, 2003.
12. Lisa Zadro, Kipling D. Williams e Rick Richardson, "How Low Can You Go? Ostracism by a Computer Is Sufficient to Lower Self-Reported Levels of Belonging, Control, Self-Esteem, and Meaningful Existence", *Journal of Experimental Social Psychology*, v. 40, n. 4, pp. 560-7, 2004.
13. Naomi I. Eisenberger e Matthew D. Lieberman, "Why Rejection Hurts: A Common Neural Alarm System for Physical and Social Pain", *Trends in Cognitive Sciences*, v. 8, n. 7, pp. 294-300, 2004.

14. C. Nathan DeWall et al., "Acetaminophen Reduces Social Pain: Behavioral and Neural Evidence", *Psychological Science*, v 21, n. 7, pp. 931-7, 2010.
15. Naomi I. Eisenberger, "The Neural Bases of Social Pain: Evidence for Shared Representations with Physical Pain", *Psychosomatic Medicine*, v. 74, n. 2, p. 126, 2012.
16. Jaak Panksepp et al., "The Biology of Social Attachments: Opiates Alleviate Separation Distress", *Biological Psychiatry*, v. 13, n. 5, pp. 607-18, 1978; Eric E. Nelson e Jaak Panksepp, "Brain Substrates of Infant-Mother Attachment: Contributions of Opioids, Oxytocin, and Norepinephrine", *Neuroscience and Biobehavioral Reviews*, v. 22, n. 3, pp. 437-52, 1998.
17. Geoff MacDonald e Mark R. Leary, "Why Does Social Exclusion Hurt? The Relationship Between Social and Physical Pain", *Psychological Bulletin*, v. 131, n. 2, p. 202, 2005.
18. Paul D. MacLean e John D. Newman, "Role of Midline Frontolimbic Cortex in Production of the Isolation Call of Squirrel Monkeys", *Brain Research*, v. 450, n. 1-2, pp. 111-23, 1988; Bryan W. Robinson, "Vocalization Evoked from Forebrain in Macaca Mulatta", *Physiology and Behavior*, v. 2, n. 4, pp. 345-54, 1967. A partir desses estudos, Lieberman logicamente conclui a importância do CCAd para o apego mãe-filho e, portanto, para a sobrevivência. Matthew D. Lieberman, *Social*, op. cit., p. 55.
19. John S. Stamm, "The Function of the Median Cerebral Cortex in Maternal Behavior of Rats", *Journal of Comparative and Physiological Psychology*, v. 48, n. 4, p. 347, 1955.
20. Nicholas K. Humphrey, "Nature's Psychologists", *New Scientist*, v. 1109, pp. 900-4, 1978.

8. O cérebro por trás de tudo [pp. 135-52]

1. António R. Damásio, *O erro de Descartes: Emoção, razão e cérebro humano*. 2. ed. Trad. de Dora Vicente e Georgina Segurado. São Paulo: Companhia das Letras, 1994.
2. A vergonha e o estigma associados à demência em populações asiáticas, entre outros grupos minorizados (incluindo hispânicos, afro-americanos e nativos americanos), têm sido apontados como fatores que contribuem para a subidentificação da doença, para o diagnóstico tardio e as barreiras gerais ao cuidado e tratamento. Sahnah Lim et al., "Alzheimer's Disease and Its Related Dementias Among Asian Americans, Native Hawaiians, and Pacific Islanders: A Scoping Review", *Journal of Alzheimer's Disease*, v. 77, n. 2, pp. 523-37, 2020.

3. Damásio explica que estava tão preocupado com a inteligência e a racionalidade de Elliot que simplesmente não prestou muita atenção às emoções. António R. Damásio, op. cit.
4. Dacher Keltner e Jennifer S. Lerner, "Emotion", em Daniel T. Gilbert, Susan T. Fiske e Gardner Lindzey (Orgs.), *Handbook of Social Psychology*. 2. ed. Nova Jersey: John Wiley & Sons, 2010.
5. Especificamente, aqueles que estudam a tomada de decisão querem se afastar da dicotomia entre quente e frio, razão versus emoção, e, em vez disso, se esforçam para entender a razão como uma função de múltiplas modalidades sobrepostas. Elizabeth A. Phelps, Karolina M. Lempert e Peter Sokol-Hessner, "Emotion and Decision Making: Multiple Modulatory Neural Circuits", *Annual Review of Neuroscience*, v. 37, n. 1, pp. 263-87, 2014; Gerald L. Clore, "Psychology and the Rationality of Emotion", *Modern Theology*, v. 27, n. 2, pp. 325-38, 2011; Robert Oum e Debra Lieberman, "Emotion Is *Cognition*: An Information-Processing View of the Mind", em Kathleen D. Vohs, Roy F. Baumeister e George Loewenstein (Orgs.), *Do Emotions Help or Hurt Decision Making? A Hedgefoxian Perspective*. Nova York: Russell Sage Foundation, 2007. pp. 133-54.
6. António R. Damásio, op. cit.
7. Ibid., p. 14.
8. Id., "The Somatic Marker Hypothesis and the Possible Functions of the Prefrontal Cortex", *Philosophical Transactions of the Royal Society of London. Series B: Biological Sciences*, v. 351, n. 1346, pp. 1413-20, 1996.
9. Emadeddin Rahmanian Koshkaki e Sepideh Solhi, "The Facilitating Role of Negative Emotion in Decision Making Process: A Hierarchy of Effects Model Approach", *Journal of High Technology Management Research*, v. 27, n. 2, pp. 119-28, 2016; Norbert Schwarz, "Feelings as Information: Informational and Motivational Functions of Affective States", em Edward T. Higgins e Richard M. Sorrentino (orgs.), *Handbook of Motivation and Cognition: Foundations of Social Behavior*. Nova York: Guilford, v. 2, pp. 527-61, 1990.
10. Para um bom panorama do que fazem as heurísticas afetivas, ver Paul Slovic et al., "Rational Actors or Rational Fools: Implications of the Affect Heuristic for Behavioral Economics", *Journal of Socio-Economics*, v. 31, n. 4, pp. 329-42, 2002. Para mais informações sobre como tendemos a usar sentimentos para determinar como pensamos e decidimos, ver Melissa L. Finucane et al., "The Affect Heuristic in Judgments of Risks and Benefits", *Journal of Behavioral Decision Making*, v. 13, n. 1, pp. 1-17, 2000. Para uma visão geral do papel significativo das emoções na tomada de decisões, ver Jennifer S. Lerner et al., "Emotion and Decision Making", *Annual Review of Psychology*, v. 66, n. 1, 2015.

11. Refiro-me ao livro *Learning to Speak Alzheimer's*, que ensina aos cuidadores estratégias eficazes para se comunicar com pessoas que sofrem de distúrbios demenciais. Joanne Koenig Coste, *Learning to Speak Alzheimer's: A Groundbreaking Approach for Everyone Dealing with the Disease*. Boston: Houghton Mifflin Harcourt, 2004.
12. Gerald L. Clore e Karen Gasper, "Feeling Is Believing: Some Affective Influences on Belief", em Nico H. Frijda, Antony S.R. Manstead e Sacha Bem (Orgs.), *Emotions and Beliefs: How Do Emotions Influence Beliefs?*. Cambridge: Cambridge University Press, 2000. pp. 10-44.
13. Estamos tão predispostos a acreditar ou aceitar as coisas como fatos que a nossa mente até tenta dar sentido ao que não faz sentido. Daniel T. Gilbert, Douglas S. Krull e Patrick S. Malone, "Unbelieving the Unbelievable: Some Problems in the Rejection of False Information", *Journal of Personality and Social Psychology*, v. 59, n. 4, p. 601, 1990.
14. Para uma boa visão geral da nossa tendência de acreditar no que as pessoas dizem, ver Timothy R. Levine, "Truth-Default Theory (TDT): A Theory of Human Deception and Deception Detection", *Journal of Language and Social Psychology*, v. 33, n. 4, pp. 378-92, 2014. Somos tão propensos a acreditar que tendemos a acreditar em elogios insinceros, não só de pessoas, mas também de computadores sem consciência. Elaine Chan e Jaideep Sengupta, "Insincere Flattery Actually Works: A Dual Attitudes Perspective", *Journal of Marketing Research*, v. 47, n. 1, pp. 122-33, 2010; Brian J. Fogg e Clifford Nass, "Silicon Sycophants: The Effects of Computers That Flatter", *International Journal of Human-Computer Studies*, v. 46, n. 5, pp. 551-61, 1997.

9. Ah, humanidade [pp. 153-63]

1. Herman Melville, *Bartleby, o escrivão: Uma história de Wall Street*. Trad. de Antônio Xerxenesky. Rio de Janeiro: Antofágica, 2023.
2. Ibid., pp. 58-9.
3. Ibid., pp. 62-3.
4. Ibid., pp. 72-3.
5. Para uma boa análise do que os críticos dizem que Bartleby representa, ver Milton R. Stern, "Towards 'Bartleby the Scrivener'", em Harold Bloom, *Bloom's Modern Critical Views: Herman Melville*. Nova York: Chelsea House, 1979. pp. 13-38.
6. Herman Melville, *Bartleby, o escrivão*, op. cit., pp. 104-5.
7. Este capítulo explicará por que nossas mentes são biologicamente predispostas a procurar intenções, crenças e objetivos.

8. Andrew N. Meltzoff e M. Keith Moore, "Newborn Infants Imitate Adult Facial Gestures", *Child Development*, v. 54, n. 3, pp. 702-9, jun. 1983; Andrew N. Meltzoff e M. Keith Moore, "Imitation of Facial and Manual Gestures by Human Neonates", *Science*, v. 198, n. 4312, pp. 75-8, 1977; Giuseppe Di Pellegrino et al., "Understanding Motor Events: A Neurophysiological Study", *Experimental Brain Research*, v. 91, n. 1, pp. 176-80, 1992; Luciano Fadiga et al., "Motor Facilitation During Action Observation: A Magnetic Stimulation Study", *Journal of Neurophysiology*, v. 73, n. 6, pp. 2608-11, 1995; Giacomo Rizzolatti et al., "Localization of Cortical Areas Responsive to the Observation of Hand Grasping Movements in Humans: A PET Study", *Experimental Brain Research*, v. 111, n. 2, pp. 246-52, 1996; Vittorio Gallese et al., "Action Recognition in the Premotor Cortex", *Brain*, v. 119, n. 2, pp. 593-609, 1996.

9. Giacomo Rizzolatti e Maddalena Fabbri-Destro, "Mirror Neurons", *Scholarpedia*, v. 3, n. 1, p. 2055, 2008; "Mirror Neurons and Mirror Systems in Monkeys and Humans", *Physiology*, v. 23, n. 3, pp. 171-9, 2008; Flavia Filimon et al., "Human Cortical Representations for Reaching: Mirror Neurons for Execution, Observation, and Imagery", *NeuroImage*, v. 37, n. 4, pp. 1315-28, 2007.

10. Giacomo Rizzolatti e Maddalena Fabbri-Destro, "The Mirror System and Its Role in Social *Cognition*", *Current Opinion in Neurobiology*, v. 18, n. 2, pp. 179-84, 2008; Marco Iacoboni et al., "Grasping the Intentions of Others with One's Own Mirror Neuron System", *PLoS Biology*, v. 3, n. 3, e79, 2005.

11. Sentimos indiretamente tanto dor física como emocional. Claro, observar a dor e senti-la não é uma experiência individualizada no cérebro; há uma grande quantidade de representações neurais compartilhadas. Philip L. Jackson, Andrew N. Meltzoff e Jean Decety, "How Do We Perceive the Pain of Others? A Window into the Neural Processes Involved in Empathy", *NeuroImage*, v. 24, n. 3, pp. 771-9, 2005; Claus Lamm, Jean Decety e Tania Singer, "Meta-analytic Evidence for Common and Distinct Neural Networks Associated with Directly Experienced Pain and Empathy for Pain", *NeuroImage*, v. 54, n. 3, pp. 2492-502, 2011; Claus Lamm et al., "What Are You Feeling? Using Functional Magnetic Resonance Imaging to Assess the Modulation of Sensory and Affective Responses During Empathy for Pain", *PloS One*, v. 2, n. 12, e1292, 2007; Kevin N. Ochsner et al., "Your Pain or Mine? Common and Distinct Neural Systems Supporting the Perception of Pain in Self and Other", *Social Cognitive and Affective Neuroscience*, v. 3, n. 2, pp. 144-60, 2008; Sören Krach et al., "Your Flaws Are My Pain: Linking Empathy to Vicarious Embarrassment", *PloS One*, v. 6, n. 4, e18675, 2011; Bruno Wicker

et al., "Both of Us Disgusted in My Insula: The Common Neural Basis of Seeing and Feeling Disgust", *Neuron*, v. 40, n. 3, pp. 655-64, 2003; Matthew Botvinick et al., "Viewing Facial Expressions of Pain Engages Cortical Areas Involved in the Direct Experience of Pain", *Neuroimage*, v. 25, n. 1, pp. 312-9, 2005.

12. Ulf Dimberg, "Facial Reactions to Facial Expressions", *Psychophysiology*, v. 19, n. 6, pp. 643-7, 1982; Ulf Dimberg e Monika Thunberg, "Rapid Facial Reactions to Emotional Facial Expressions", *Scandinavian Journal of Psychology*, v. 39, n. 1, pp. 39-45, 1998; Ulf Dimberg, Monika Thunberg e Kurt Elmehed, "Unconscious Facial Reactions to Emotional Facial Expressions", *Psychological Science*, v. 11, n. 1, pp. 86-9, 2000; Lars-Olov Lundqvist e Ulf Dimberg, "Facial Expressions Are Contagious", *Journal of Psychophysiology*, v. 9, n. 3, pp. 203-11, 1995; Krystyna Rymarczyk et al., "Empathy in Facial Mimicry of Fear and Disgust: Simultaneous EMG- FMRI Recordings During Observation of Static and Dynamic Facial Expressions", *Frontiers in Psychology*, v. 10, p. 701, 2019.

13. David A. Havas et al., "Cosmetic Use of Botulinum Toxin-A Affects Processing of Emotional Language", *Psychological Science*, v. 21, n. 7, pp. 895-900, 2010. Se algo inibe a nossa capacidade de fazer expressões faciais, nos tornamos menos capazes de vivenciar as emoções de outras pessoas, pois imitar as expressões dos outros é uma maneira de entender como eles se sentem. Paula M. Niedenthal et al., "When Did Her Smile Drop? Facial Mimicry and the Influences of Emotional State on the Detection of Change in Emotional Expression", *Cognition and Emotion*, v. 15, n. 6, pp. 853-64, 2001; David T. Neal e Tanya L. Chartrand, "Embodied Emotion Perception: Amplifying and Dampening Facial Feedback Modulates Emotion Perception Accuracy", *Social Psychological and Personality Science*, v. 2, n. 6, pp. 673-8, 2011.

14. Dominik Mischkowski, Jennifer Crocker e Baldwin M. Way, "From Painkiller to Empathy Killer: Acetaminophen (Paracetamol) Reduces Empathy for Pain", *Social Cognitive and Affective Neuroscience*, v. 11, n. 9, pp. 1345-53, 2016.

15. Elaine Hatfield, John T. Cacioppo e Richard L. Rapson, *Emotional Contagion*. Cambridge: Cambridge University Press, 1994. (Studies in Emotion and Social Interaction); Elaine Hatfield et al., "New Perspectives on Emotional Contagion: A Review of Classic and Recent Research on Facial Mimicry and Contagion", *Interpersona: An International Journal on Personal Relationships*, v. 8, n. 2, 2014.

16. Stephanie D. Preston e Frans B. M. de Waal, "Empathy: Its Ultimate and Proximate Bases", *Behavioral and Brain Sciences*, v. 25, n. 1, pp. 1-20, 2002; Hanna Drimalla et al., "From Face to Face: The Contribution of Facial

Mimicry to Cognitive and Emotional Empathy", *Cognition and Emotion*, v. 33, n. 8, pp. 1672-86, 2019; Jean Decety e Philip L. Jackson, "A Social--Neuroscience Perspective on Empathy", *Current Directions in Psychological Science*, v. 15, n. 2, pp. 54-8, 2006; Shinya Yamamoto, "Primate Empathy: Three Factors and Their Combinations for Empathy-Related Phenomena", *Wiley Interdisciplinary Reviews: Cognitive Science*, v. 8, n. 3, e1431, 2017; Frans B. M. de Waal, "The Antiquity of Empathy", *Science*, v. 336, n. 6083, pp. 874-6, 2012; Lian T. Rameson e Matthew D. Lieberman, "Empathy: A Social Cognitive Neuroscience Approach", *Social and Personality Psychology Compass*, v. 3, n. 1, pp. 94-110, 2009. Vale ressaltar que o sistema mimético é considerado apenas um caminho para a empatia.
17. Paul Bloom, *Against Empathy: The Case for Rational Compassion*. Nova York: Ecco, 2016, pp. 65-7. Na verdade, imaginar como o outro se sente diminui a precisão. Nicholas Epley, *Mindwise: Why We Misunderstand What Others Think, Believe, Feel, and Want*. Nova York: Vintage, 2015, pp. 168-9; Nicholas Epley, Eugene M. Caruso e Max H. Bazerman, "When Perspective Taking Increases Taking: Reactive Egoism in Social Interaction", *Journal of Personality and Social Psychology*, v. 91, n. 5, p. 872, 2006. Já que imaginar como é ter distúrbios de demência pode levar a um erro egocêntrico, a melhor maneira de mitigar esse erro é perguntando diretamente às pessoas como se sentem. Nicholas Epley, *Mindwise*, op. cit., p. 173. Isso, claro, é complicado quando a pessoa está em um estágio avançado do distúrbio de demência. Não saber o estado mental do paciente é um dos grandes desafios do ato de cuidar e faz com que muitos cuidadores projetem suas emoções no paciente.
18. David Premack e Guy Woodruff, "Does the Chimpanzee Have a Theory of Mind?", *Behavioral and Brain Sciences*, v. 1, n. 4, pp. 515-26, 1978; Helen L. Gallagher e Christopher D. Frith, "Functional Imaging of 'Theory of Mind'", *Trends in Cognitive Sciences*, v. 7, n. 2, pp. 77-83, 2003; James K. Rilling et al., "The Neural Correlates of Theory of Mind Within Interpersonal Interactions", *NeuroImage*, v. 22, n. 4, pp. 1694-703, 2004; David M. Amodio e Christopher D. Frith, 2006, "Meeting of Minds: The Medial Frontal Cortex and Social *Cognition*", em Christopher Frith, *Discovering the Social Mind: Selected Works of Christopher D. Frith*. Londres: Psychology Press, 2016, pp. 183-207.
19. Fritz Heider e Marianne Simmel, "An Experimental Study of Apparent Behavior", *American Journal of Psychology*, v. 57, n. 2, pp. 243-59, 1944.
20. Fulvia Castelli et al., "Movement and Mind: A Functional Imaging Study of Perception and Interpretation of Complex Intentional Movement Patterns", em Gary G. Berntson e John Cacioppo, *Social Neuroscience: Key Readings*. Londres: Psychology Press, 2005. pp. 155-69.

21. Para uma visão geral da importância da previsão, ver Andy Clark, "Whatever Next? Predictive Brains, Situated Agents, and the Future of Cognitive Science", *Behavioral and Brain Sciences*, v. 36, n. 3, pp. 181-204, 2013.
22. Elliot C. Brown e Martin Brüne, "The Role of Prediction in Social Neuroscience", *Frontiers in Human Neuroscience*, v. 6, p. 147, 2012.
23. Daniel Clement Dennett, *The Intentional Stance*. Cambridge: MIT Press, 1987. O conceito de "postura intencional" foi sustentado em estudos de neurociência social. Bryan T. Denny et al., "A Meta-analysis of Functional Neuroimaging Studies of Self and Other Judgments Reveals a Spatial Gradient for Mentalizing in Medial Prefrontal Cortex", *Journal of Cognitive Neuroscience*, v. 24, n. 8, pp. 1742-52, 2012; Rogier B. Mars et al., "On the Relationship Between the 'Default Mode Network' and the 'Social Brain'", *Frontiers in Human Neuroscience*, v. 6, p. 189, 2012; Robert P. Spunt, Meghan L. Meyer e Matthew D. Lieberman, "The Default Mode of Human Brain Function Primes the Intentional Stance", *Journal of Cognitive Neuroscience*, v. 27, n. 6, pp. 1116-24, 2015.
24. Nicholas Epley, Adam Waytz e John T. Cacioppo, "On Seeing Human: A Three-Factor Theory of Anthropomorphism", *Psychological Review*, v. 114, n. 4, p. 864, 2007; Adam Waytz et al., "Making Sense by Making Sentient: Effectance Motivation Increases Anthro-pomorphism", *Journal of Personality and Social Psychology*, v. 99, n. 3, p. 410, 2010.
25. Herman Melville, *Bartleby, o escrivão*, op. cit., pp. 112-3.
26. Nicholas Epley, *Mindwise*, op. cit., pp. 43 e 49; Min Kyung Lee, Nathaniel Fruchter e Laura Dabbish, "Making Decisions from a Distance: The Impact of Technological Mediation on Riskiness and Dehumanization", em *CSCW '15: Proceedings of the 18th ACM Conference on Computer Supported Cooperative Work & Social Computing, Human-Computer Interaction Institute*. Pittsburgh: Heinz College, Carnegie Mellon University, 2015. pp. 1576-89.
27. Matthew D. Lieberman, *Social*, op. cit., p. 186.
28. Ver capítulo 5.
29. Daniel Clement Dennett, *Kinds of Minds: Toward an Understanding of Consciousness*. Nova York: Basic, 1996. pp. 27-36.
30. Conforme estabelecido, um CPFvm ativado significa que estamos pensando nos outros e, portanto, engajados no raciocínio social. David M. Amodio e Christopher D. Frith, "Meeting of Minds", op. cit. Quando estamos menos engajados, nossas mentes tendem a ver essas pessoas como "grupos externos". Lasana T. Harris e Susan T. Fiske, "Social Groups That Elicit Disgust Are Differentially Processed in mPFC", *Social Cognitive and Affective Neuroscience*, v. 2, n. 1, pp. 45-51, 2007; Lasana T. Harris e Susan T. Fiske, "Dehumanizing the Lowest of the Low: Neuroimaging Responses to Extreme Out-Groups", *Psychological Science*, v. 17, n. 10, pp. 847-53,

2006; Susan T. Fiske, "From Dehumanization and Objectifi-cation to Rehumanization: Neuroimaging Studies on the Building Blocks of Empathy", *Annals of the New York Academy of Sciences*, v. 1167, n. 1, pp. 31-4, 2009.

31. Lasana T. Harris e Susan T. Fiske, "Perceiving Humanity or Not: A Social Neuroscience Approach to Dehumanized Perception", em Alexander Todorov, Susan Fiske e Deborah Prentice (Orgs.), *Social Neuroscience: Toward Understanding the Underpinnings of the Social Mind*. Oxford: Oxford University Press, 2011. pp. 123-34; Celia Guillard e Lasana T. Harris, "The Neuroscience of Dehumanization and Its Implications for Political Violence", em Predrag Dojcinovic (Org.), *Propaganda and International Criminal Law*. Londres: Routledge, 2019. pp. 199-216.
32. Herman Melville, *Bartleby, o escrivão*, op. cit., p. 203.
33. Nick Haslam et al., "More Human than You: Attributing Humanness to Self and Others", *Journal of Personality and Social Psychology*, v. 89, n. 6, p. 937, 2005.
34. Quanto mais achamos os outros diferentes de nós, menos empatia temos por eles. Shihui Han, "Neurocognitive Basis of Racial Ingroup Bias in Empathy", *Trends in Cognitive Sciences*, v. 22, n. 5, pp. 400-21, 2018. Uma das qualidades que achamos que nos torna "humanos" ou que dá valor às mentes é o livre-arbítrio. Não é de surpreender que cada pessoa acredite ter mais livre-arbítrio do que os outros. Nicholas Epley, *Mindwise*, op. cit., pp. 50-1; Emily Pronin e Matthew B. Kugler, "People Believe They Have More Free Will than Others", *Proceedings of the National Academy of Sciences*, v. 107, n. 52, pp. 22 469-74, 2010.

10. Quando a coisa certa é a coisa errada [pp. 164-78]

1. Judith Jarvis Thomson, *Rights, Restitution, and Risk: Essays in Moral Theory*. Cambridge: Harvard University Press, 1986.
2. Joshua D. Greene et al., "An fMRI Investigation of Emotional Engagement in Moral Judgment", *Science*, v. 293, n. 5537, pp. 2105-8, 2001.
3. Joshua D. Greene, "The Secret Joke of Kant's Soul", em Walter Sinnott-Armstrong (Org.), *Moral Psychologyy — The Neuroscience of Morality: Emotion, Disease, and Development*. 5 v. Cambridge: MIT Press, v. 3, pp. 35-79, 2007.
4. Para uma boa análise do tema, ver Joshua D. Greene e Jonathan Haidt, "How (and Where) Does Moral Judgment Work?", *Trends in Cognitive Sciences*, v. 6, n. 12, pp. 517-23, 2002; Jesse Prinz, "Sentimentalism and the Moral Brain", em S. Matthew Liao, *Moral Brains: The Neuroscience of Morality*. Oxford: Oxford University Press, 2016. pp. 45-73.

5. Jonathan Haidt, "The Emotional Dog and Its Rational Tail: A Social Intuitionist Approach to Moral Judgment", *Psychological Review*, v. 108, n. 4, p. 814, 2001.
6. Lawrence Kohlberg, "Stage and Sequence: The Cognitive-Developmental Approach to Socialization", em David Goslin (Org.), *Handbook of Socialization Theory and Research*. Chicago: Rand McNally, 1969. pp. 347-480. A abordagem de Kohlberg, centrada na cognição, foi fortemente influenciada pelo trabalho de Jean Piaget, que ainda é considerado o psicólogo do desenvolvimento cognitivo mais importante do século XX. Jean Piaget, *O juízo moral na criança* [1932]. 4. ed. Trad. de Elzon Lenardon. São Paulo: Summus, 1994.
7. Jonathan Haidt, "The Moral Emotions", em Richard J. Davidson, Klaus R. Scherer e Harold Hill Goldsmith (Orgs.), *Handbook of Affective Sciences*. Oxford: Oxford University Press, 2003. p. 852.
8. Frans de Waal e Stephen A. Sherblom, "Bottom-up Morality: The Basis of Human Morality in Our Primate Nature", *Journal of Moral Education*, v. 47, n. 2, pp. 248-58, 2018.
9. Sarah F. Brosnan e Frans de Waal, "Monkeys Reject Unequal Pay", *Nature*, v. 425, n. 6955, pp. 297-9, 2003; Jessica C. Flack e Frans B. M. de Waal, "'Any Animal Whatever': Darwinian Building Blocks of Morality in Monkeys and Apes", *Journal of Consciousness Studies*, v. 7, n. 1-2, pp. 1-29, 2000; Colt Halter, "Empathy and Fairness in Nonhuman Primates: Evolutionary Bases of Human Morality", *Intuition: The BYU Undergraduate Journal of Psychology*, v. 14, n. 2, p. 9, 2019.
10. Marc Bekoff e Jessica Pierce, "Wild Justice: Honor and Fairness Among Beasts at Play", *American Journal of Play*, v. 1, n. 4, pp. 451-75, 2009.
11. Joshua D. Greene, "Dual-Process Morality and the Personal/Impersonal Distinction: A Reply to McGuire, Langdon, Coltheart, and Mackenzie", *Journal of Experimental Social Psychology*, v. 45, n. 3, pp. 581-4, 2009.
12. Cada vez que resistimos ao impulso de desaprovar uma violação moral, ativamos o córtex pré-frontal dorsolateral, a parte do nosso cérebro responsável pelo autocontrole. A aversão às violações morais é automática. Joshua D. Greene, "Why Are VMPFC Patients More Utilitarian? A Dual-Process Theory of Moral Judgment Explains", *Trends in Cognitive Sciences*, v. 11, n. 8, pp. 322-3, 2007. Como vimos no capítulo 6, ignorar um tratamento injusto também ativa o autocontrole. Golnaz Tabibnia, Ajay B. Satpute e Matthew D. Lieberman, "The Sunny Side of Fairness: Preference for Fairness Activates Reward Circuitry (and Disregarding Unfairness Activates Self-Control Circuitry)", *Psychological Science*, v. 19, n. 4, pp. 339-47, 2008.

13. As pessoas são mais propensas a pensar que um comportamento com componente moral é intencional se ele tiver efeitos prejudiciais. Joshua Knobe, "The Concept of Intentional Action: A Case Study in the Uses of Folk Psychology", *Philosophical Studies*, v. 130, n. 2, pp. 203-31, 2006; Arudra Burra e Joshua Knobe, "The Folk Concepts of Intention and Intentional Action: A Cross-Cultural Study", *Journal of Cognition and Culture*, v. 6, n. 1-2, pp. 113-32, 2006; Joshua Knobe e Gabriel S. Mendlow, "The Good, the Bad and the Blameworthy: Understanding the Role of Evaluative Reasoning in Folk Psychology", *Journal of Theoretical and Philosophical Psychology*, v. 24, n. 2, p. 252, 2004; Joshua Knobe, "Theory of Mind and Moral *Cognition*: Exploring the Connections", *Trends in Cognitive Sciences*, v. 9, n. 8, pp. 357-9, 2005.
14. Para uma análise aprofundada do incompatibilismo e do compatibilismo, ver Paolo Galeazzi e Rasmus K. Rendsvig, "On the Foundations of the Problem of Free Will", *Episteme*, pp. 1-19, 2022.
15. O filósofo Joshua Knobe admite que, embora os distúrbios de demência obviamente não sejam um caso claro de determinismo, ainda assim é apropriado aplicar a teoria a eles.
16. Shaun Nichols e Joshua Knobe, "Moral Responsibility and Determinism: The Cognitive Science of Folk Intuitions", *Noûs*, v. 41, n. 4, pp. 663-85, 2007. Mais uma vez, Knobe admitiu que, embora os distúrbios de demência não estejam diretamente alinhados com os cenários deterministas que ele e Shaun Nichols criaram, o paralelo que tracei entre a reação às suas situações imaginárias concretas e abstratas e as reações da vida real que ocorreram no meu grupo é significativo. Ambos confirmam o papel da emoção em nosso julgamento moral.
17. Adina Roskies, "Neuroscientific Challenges to Free Will and Responsibility", *Trends in Cognitive Sciences*, v. 10, n. 9, pp. 419-23, 2006; Adina Roskies e Eddy Nahmias, "'Local Determination', Even If We Could Find It, Does Not Challenge Free Will: Commentary on Marcelo Fischborn", *Philosophical Psychology*, v. 30, n. 1-2, pp. 185-97, 2017.
18. Michael Gazzaniga, *The Ethical Brain: The Science of Our Moral Dilemmas*. Nova York: Ecco, 2006, pp. 101-2.
19. Paul Bloom, *Descartes' Baby*, op. cit., p. 177.
20. Sentir nojo e repulsa em relação aos outros indica a nossa propensão a desumanizá-los. Simone Schnall et al., "Disgust as Embodied Moral Judgment", *Personality and Social Psychology Bulletin*, v. 34, n. 8, pp. 1096-109, 2008; Erin E. Buckels e Paul D. Trapnell, "Disgust Facilitates Outgroup Dehumanization", *Group Processes and Intergroup Relations*, v. 16, n. 6, pp. 771-80, 2013; Gordon Hodson, Nour Kteily e Mark Hoffarth, "Of Filthy Pigs and Sub-human Mongrels: Dehumanization,

Disgust, and Intergroup Prejudice", *tpm: Testing, Psychometrics, Methodology in Applied Psychology*, v. 21, n. 3, 2014; Allison L. Skinner e Caitlin M. Hudac, "'Yuck, You Disgust Me!': Affective Bias Against Interracial Couples", *Journal of Experimental Social Psychology*, v. 68, pp. 68-77, 2017. Sobre a teoria evolutiva que explica por que o nojo leva a desumanização, ver Alexander P. Landry, Elliott Ihm e Jonathan W. Schooler, "Filthy Animals: Integrating the Behavioral Immune System and Disgust into a Model of Prophylactic Dehumanization", *Evolutionary Psychological Science*, v. 8, n. 2, pp. 120-33, 2022. Recentemente, outras emoções como a ira e o medo também foram relacionadas à desumanização. Roger Giner-Sorolla e Pascale Sophie Russell, "Not Just Disgust: Fear and Anger Also Relate to Intergroup Dehumanization", *Collabra: Psychology*, v. 5, n. 1, 2019. Toda essa pesquisa destaca o quão profundamente nossos preconceitos morais estão ligados às nossas emoções.
21. Dennett explica que apenas os "detentores de mente" têm garantido o status moral, o que significa que você lhes deve e eles lhe devem consideração moral. Daniel Clement Dennett, *Kinds of Minds*, op. cit., p. 4.
22. Parece que até sentimos que os nossos adversários são fundamentalmente bons. Julian De Freitas e Mina Cikara, "Deep Down My Enemy Is Good: Thinking About the True Self Reduces Intergroup Bias", *Journal of Experimental Social Psychology*, v. 74, pp. 307-16, 2018.
23. Michael Gazzaniga, *The Ethical Brain*, op. cit., p. 32.

11. A garota das palavras [pp. 179-98]

1. Simon Garrod e Martin J. Pickering, "Why Is Conversation So Easy?", *Trends in Cognitive Sciences*, v. 8, n. 1, pp. 8-11, 2004.
2. Id., "Joint Action, Interactive Alignment, and Dialog", *Topics in Cognitive Science*, v. 1, n. 2, pp. 292-304, 2009; Laura Menenti, Martin J. Pickering e Simon C. Garrod, "Toward a Neural Basis of Interactive Alignment in Conversation", *Frontiers in Human Neuroscience*, v. 6, p. 185, 2012.
3. Greg J. Stephens, Lauren J. Silbert e Uri Hasson, "Speaker-Listener Neural Coupling Underlies Successful Communication", *Proceedings of the National Academy of Sciences*, v. 107, n. 32, pp. 14 425-30, 2010.
4. Simon Garrod e Martin J. Pickering, "Why Is Conversation So Easy?", op. cit.
5. Id., "An Integrated Theory of Language Production and Comprehension", *Behavioral and Brain Sciences*, v. 36, n. 4, pp. 329-47, 2013; Holly P. Branigan et al., "Syntactic Alignment and Participant Role in Dialogue", *Cognition*, v. 104, n. 2, pp. 163-97, 2007; Susan E. Brennan e Herbert H. Clark, "Conceptual Pacts and Lexical Choice in Conversation", *Journal*

of Experimental Psychology: Learning, Memory, and Cognition, v. 22, n. 6, p. 1482, 1996; Kevin Shockley, Marie-Vee Santana e Carol A. Fowler, "Mutual Interpersonal Postural Constraints Are Involved In Cooperative Conversation", *Journal of Experimental Psychology: Human Perception and Performance*, v. 29, n. 2, p. 326, 2003.

6. Martin J. Pickering e Simon Garrod, "Do People Use Language Production to Make Predictions During Comprehension?", *Trends in Cognitive Sciences*, v. 11, n. 3, pp. 105-10, 2007.
7. Aqui Nietzsche aborda como "a mente popular" é predisposta a impor uma intencionalidade inclusive a fenômenos sem sentido, e como a linguagem reforça essa tendência. De certo modo, ele antecipa o trabalho posterior de filósofos experimentais sobre a "psicologia popular" que estuda as intuições da nossa mente. Friedrich Nietzsche, *Genealogia da moral*. Trad. de Paulo César de Souza. São Paulo: Companhia das Letras, 2009.
8. Patrick Haggard, "Human Volition: Towards a Neuroscience of Will", *Nature Reviews Neuroscience*, v. 9, n. 12, pp. 934-46, 2008.
9. Samuel Beckett, *Esperando Godot*. Trad. de Fábio de Souza Andrade. São Paulo: Companhia das Letras, 2017, p. 88.
10. Friedrich Nietzsche, *Crepúsculo dos ídolos*. Trad. de Paulo César de Souza. São Paulo: Companhia das Letras, 2006.
11. Dennett explica que as palavras são poderosas porque são, inerentemente, "solucionadoras de dúvidas e ambiguidade", dando a impressão de clareza. Daniel Clement Dennett, *Kinds of Minds*, op. cit., p. 8.
12. Outra razão pela qual a conversa traz uma esperança inerente é que os oradores tendem a superestimar a sua eficácia. Boaz Keysar e Anne S. Henly, "Speakers' Overestimation of Their Effectiveness", *Psychological Science*, v. 13, n. 3, pp. 207-12, 2002; Becky Ka Ying Lau et al., "The Extreme Illusion of Understanding", *Journal of Experimental Psychology: General*, v. 151, n. 11, pp. 2957-62, 2022.

Epílogo [pp. 199-203]

1. Daniel Kahneman, "The Marvels and the Flaws of Intuitive Thinking", em John Brockman (Org.), *Thinking: The New Science of Decision-Making, Problem-Solving and Prediction*. Londres: HarperCollins, 2013.

Índice remissivo

A

absurdo (linguagem como criadora do absurdo e protetora dos indivíduos contra o absurdo), 196; *ver também* linguagem
acreditar como algo automático, 150-1
"adaptativo", inconsciente, 59, 71; *ver também* inconsciente, o
afeto, 18, 44, 48, 69, 96, 148, 167; heurística afetiva, 146; "neurociência afetiva", 132, 168; *ver também* emoções; sentimentos
agitação social, 89
Alzheimer, doença de, 11-2, 16-7, 24-6, 28, 33, 40, 42-5, 49-50, 52-3, 57-8, 60, 62, 65-6, 78-81, 90, 94, 95, 99-101, 108-9, 113-4, 116, 121, 126, 133, 136-9, 142, 145-6, 153, 161, 166, 173, 176, 179-80, 184, 186, 192, 199, 201-2, 210n, 213-4n, 226n, 228n; ativando o sistema de apego, 114; estágios iniciais de, 17, 60, 79, 84, 88, 95; estilos de apego pré-patológico e, 214n; estresse no paciente com, 62; eu se divide em diferentes eus, 90; "falar Alzheimerês", 147; hipótese amiloide, 10; informações básicas sobre, 9-15; na comunidade chinesa, 138; "perda do eu", 12, 14-5; religião e, 114; sinais de, 69, 125, 175; sintomas de, 52; temperamento acentuado pelo, 139; *ver também* cérebro; córtex pré-frontal (CPF); demência; memória(s); pacientes
ambiguidade, 19, 40, 45, 47, 50, 86, 88, 177, 211n, 237n; cérebro e, 86; linguagem como "solucionadora de dúvidas e ambiguidade", 237n
amiloide, hipótese (no Alzheimer), 10
Amoy (cuidadora), 99-103, 109; *ver também* Tina (paciente)
analgésicos, 132, 157
analogia do trenó (para a repetição), 62
ansiedade, 18, 36, 53, 57, 62, 65, 87, 118, 120, 186, 188
Antropólogo em Marte, Um (Sacks), 28, 209n

apego, sistema de, 56, 62-3, 65-6, 114, 133, 169, 212-4*n*, 220*n*, 226*n*; Alzheimer como ativador do, 114; cuidadores como figura de apego, 213*n*; de pacientes, 63; Deus como figura de apego, 220*n*; envelhecimento e, 213*n*; esquivo, 63; estilos de apego pré-patológico e Alzheimer, 214*n*; estresse e, 56; mãe--filho(a), 226*n*; moralidade e, 169; repetição como comportamento natural do, 62; sistema de dor física e, 133; sobrecarregado, 62
"ativo", modelo cerebral, 209*n*; *ver também* cérebro
autoconsciência, 19, 58, 98, 108; ilusões de, 108; *ver também* consciência
autocontrole, 58, 105, 120-3, 171, 223-4*n*; *ver também* livre-arbítrio
autodeterminação, influências externas e, 129; *ver também* livre-arbítrio
autoimagem, 23, 40, 42; demência e atualização da, 40; memória e, 23
autorreflexão, consciência e, 12
autorregulação, 118-9; solitária, 118

B

Bartleby, o escrivão (Melville), 153-6, 160, 162-3, 228*n*, 232-3*n*
"base segura" (alguém que representa um porto seguro em tempos de estresse), 56-7, 62, 114
Beckett, Samuel, 10, 195-7

biologia, 132-3, 161, 169; econômica por natureza, 169
Bloom, Paul, 91-2, 110, 158, 174, 217-8*n*, 220*n*, 228*n*, 231*n*, 235*n*
bloqueios cognitivos, 15
bondade fundamental e "eu verdadeiro", 92, 175
Borges, Jorge Luis, 10, 33, 41-2, 210-1*n*
Botox, 157
Bowlby, John, 56, 212-3*n*

C

Capgras, síndrome de, 86-7, 94, 217*n*
Cathy (cuidadora), 113-9, 122
"cegueira diante da demência", conceito de, 9, 13, 15-6, 67-8, 70, 73
cérebro: ambiguidade e, 86; apego entre mãe-filho(a), 226*n*; área ativada quando se experimenta a rejeição, 131; áreas do, 38, 159, 162, 168, 170, 220*n*; armazenamento de informação e experiências no, 39; arquitetura cognitiva do, 111; ausência de demarcação de fronteiras entre o paciente e as enfermidades do, 20; autorregulação e, 118; "cegueira diante da demência" e, 9, 13, 15-6, 67-8, 70, 73; cognitivamente debilitado, 201; compartilhamento de carga e, 118; consciência em diferentes localidades do, 108; consciência trabalhando mais devagar do que a inconsciência no, 68; durante as conversas, 12; economia de energia,

118; "engramas" (mudanças bioquímicas no cérebro), 39, 210*n*; exame de ressonância magnética funcional, 168; expectativa neural e os sentidos, 71; hemisfério esquerdo do, 85-8, 90, 94, 96, 109; identidade e sua construção no, 20; importância da previsibilidade para o, 159-60; incapacidade neurológica para lidar com o cérebro cognitivamente debilitado, 201; inconsciente como parte da arquitetura do, 59; justiça registrada no, 120; modelo cerebral "ativo", 209*n*; modelo de "reserva cerebral", 209*n*; modelo interno de realidade no, 72-3; modos de pensar, 68; necessidade de dar sentido às experiências, 87, 228*n*; negações e distorções causadas pela tendência cognitivo-emocional do, 12; neurônios-espelho, 157-8; pensando em si mesmo e pensando nos outros, 130, 133, 232*n*; plasticidade do, 62; predisposição a acreditar, 150-1; problemas cerebrais que afetam aspectos do eu, 14; propaganda e as regiões social e emocional do, 174; redes neurais como fonte de transgressões morais, 201; saudável, 12, 27, 37-8, 62, 107, 118, 147, 202; sistema límbico, 143; sistema perceptivo e, 72; suposição de que nossos cérebros são semelhantes, 191; tamanho grande e navegação no mundo social, 225*n*; tendência cognitivo-emocional do, 12; tomada de decisão racional, 59; cérebro *ver também* consciência; córtex cerebral; inconsciência; mente

Cérebro e crença (Shermer), 79, 217*n*

Cérebro que se transforma, O (Doidge), 9, 62, 213*n*

chineses e percepção da demência na comunidade chinesa, 138; *ver também* Min (paciente chinesa)

Churchland, Patricia, 90, 122, 216-7*n*, 224*n*

"ciência romântica", uso do termo, 18

Clark, Andy, 71, 73, 215-6*n*, 220*n*, 232*n*, 236*n*

cognição, 48, 61, 142, 144, 169-70, 234*n*; bloqueios cognitivos, 15; declínio cognitivo, 10, 15, 21, 24-5, 177; "facilidade cognitiva", 190; ilusões cognitivas, 80, 217*n*; "reserva cognitiva", 20, 209*n*; "revolução cognitiva", 59; tendência cognitivo-emocional, 12

compartilhamento de carga, cérebro e, 118

comportamento(s): como são vistos os pacientes com demência na comunidade chinesa, 138; comportamento repetitivo do paciente, 213*n*; culpa dos cuidadores por seu comportamento com os pacientes, 16, 37, 55, 64, 69, 77-8, 81, 85, 116, 123, 127-8, 140, 148, 151, 164, 203; de apego natural em resposta ao estresse, 62; desconcertante (dos cuidadores), 26; do paciente geram o do cuidador, 66; mutuamente irritantes entre pacientes e cuidadores, 36; origem da superstição, do pensamento mágico e do comportamento ritualístico, 78; papel da consciência no, 105-7; proximidade e, 160-1; raciocínio social para interpretar o, 130; regressão a padrões de comportamento arraigados, 58, 65; responsabilidade moral e, 171-2; sistema de apego e, 56; superestimando o papel da consciência, 106-7

"conhecimento da personalidade", 40; *ver também* personalidade

consciência, 12, 15, 19, 33, 45, 59-60, 80, 104-9, 111-2, 122, 171, 175, 213*n*, 218-9*n*; atualizando-se sobre o inconsciente, 105; autoconsciência, 19, 58, 98, 108; autorreflexão e, 12; em diferentes localidades do cérebro, 108; energia usada pela, 108; intuição e livre-arbítrio, 104; papel na mediação de conflitos entre processos inconscientes, 106; papel no comportamento, 106-7; papel superestimado da consciência no comportamento, 105; trabalhando mais devagar do que a inconsciência, 68; *ver também* cérebro; inconsciente; mente

"contágio emocional", 158

conversas, 189-91, 195-7; cérebro e, 12; esperança e, 197; ritmos e inflexões familiares das, 197

corregulação, 118-9

"correspondência um para um", intuição e, 40

córtex cerebral: córtex cingulado anterior dorsal (CCAd), 131-3, 226*n*; córtex pré-frontal (CPF), 118, 121, 159, 222*n*, 234*n*; neocórtex, 143; sistemas corticais, 143

crença como algo automático, 150, 151

Crick, Francis, 212*n*, 219*n*

cuidadores: aceitação da incapacidade do paciente de ser responsabilizado moralmente, 172-4; aceitação da realidade do paciente, 116; após a morte do paciente, 199-200; como figura de apego, 213*n*; como "um antropólogo em Marte", 28; como "vítimas invisíveis", 25; comportamento desconcertante dos, 26; comportamentos mutuamente irritantes de pacientes e, 36; contrato moral implícito entre pacientes e, 175; culpa pelo comportamento com os pacientes, 16, 37, 55, 64, 69, 77-8, 81, 85, 116, 123, 127-8, 140, 148, 151, 164, 203; dar-se permissão para ir embora, 116; efeito da solidão na saúde dos, 120-1; escolha de enxergar a pessoalidade versus a doença, 161; esgotamento do ego, 121, 223-4*n*; espelhamento e, 11-2, 157; "eu verdadeiro" do paciente e, 92-3; exaustão física e mental dos, 52, 83, 100, 115, 181-2; ficção como experiência que destila a experiência de, 153; focando mais nos sentimentos do paciente do que nos fatos, 147; grupos de apoio para, 28, 120, 164, 178, 206; "luto antecipatório" dos, 10; má avaliação da extensão da doença por parte dos, 69; má interpretação de pistas por parte dos, 27; "mentirinha" dos, 147, 176; mudanças para melhor na personalidade do paciente e, 93; nos níveis mais baixos da hierarquia da assistência médica, 14; projetando as próprias emoções no paciente, 73-4; regressão a padrões de comportamento arraigados nos, 58, 65; repetição do comportamento dos pacientes pelos, 62; "síndrome do pôr do sol" em, 121; subestimação dos pacientes pelos, 142; vendo intenção nos atos dos pacientes, 105, 153, 160, 162-3, 171, 193

culpa, sentimento de (dos cuidadores por seu comportamento com os pacientes), 16, 37, 55, 64, 69, 77-8, 81, 85, 116, 123, 127-8, 140, 148, 151, 164, 203

Cyberball (videogame), 131-2, 225*n*

D

Damásio, António, 135-6, 142-3, 146, 148, 169, 226-7*n*
De Waal, Frans, 169, 230-1*n*, 234*n*
decisão, tomada de, 59, 122, 146, 227*n*; faixas ideais de, 122
declínio cognitivo, 10, 15, 21, 24-5, 177

demência, 9-10, 12, 14-5, 19-20, 22, 24-9, 36-8, 46, 60, 62, 67-70, 73-4, 77, 80, 88-9, 91-3, 103, 107-13, 117-21, 132, 138-9, 146, 149, 151, 153, 156, 161, 166, 170-2, 181-2, 186, 189-91, 193, 197-8, 203, 206, 209*n*, 213-5*n*, 223*n*, 226*n*, 231*n*, 235*n*; agitação social e, 89; atualização da autoimagem e, 40; "cegueira diante da demência", 9, 13, 15-6, 67-8, 70, 73; como um ponto cego cultural na comunidade chinesa, 138; "conhecimento da personalidade" e, 40; corregulação e, 118-9; "demência precoce" (esquizofrenia), 14; diagnóstico de, 17, 69, 100-1, 181, 226*n*; escolha do cuidador de enxergar a pessoalidade versus a doença, 161; estágios iniciais de, 17, 60, 79, 84, 88, 95; estresse no paciente com, 62; expectativas preconcebidas e, 74; frontotemporal, 24, 93; gramática e, 190, 193, 196; identidade e, 18-9; ilusões cognitivas associadas à, 80, 217*n*; necessidade de controle do paciente e avanço da, 81; raciocínio moral e, 167-70, 177; regulação emocional e, 118, 222*n*; semelhanças entre os transtornos de estresse pós-traumático (TEPT) pré-existentes e, 181; sintomas de, 24-5, 36, 74, 181; tempo e estado de permanente mesmice, 195; uso da palavra, 24; *ver também* Alzheimer, doença de; pacientes

Dennett, Daniel, 159, 232n, 236-7n
Descartes' Baby [O bebê de Descartes] (Bloom), 110, 220n
desumanização, 162, 174, 235-6n; propaganda e, 174
"detentores de mente", 236n
determinismo, responsabilidade moral e, 171
Doidge, Norman, 9, 62, 207, 213n
dor: emocional, 132; física, 132-3, 229n; sentindo a dor de outras pessoas, 157-8; social, 131-3, 157
dualismo: cartesiano, 112; no tratamento da mente e do corpo), 110-2
"duplo processo" da moralidade, 170
dúvida (linguagem como "solucionadora de dúvidas e ambiguidade"), 237n

E

Eagleman, David, 104, 107-8, 218-9n
"efeito do falso consenso", 221n
ego, esgotamento do, 121, 223-4n
egocentrismo, 52, 58, 77, 158, 162, 221n; "viés egocêntrico" da memória, 41, 210n
Elizabeth (cuidadora), 82-92, 94, 96-7
Elliot (paciente), 135-6, 142, 144, 148, 227n
emoções, 16, 46, 118, 121, 142-8, 157, 159, 164, 168-70, 173, 227n, 230-1n, 236n; Botox e, 157; consciência emocional exacerbada pelo Alzheimer, 145-6; "contágio emocional", 158; cuidadores focando mais nos sentimentos do paciente do que nos fatos, 147; dos pacientes, 121, 147; modelo "intuicionista social", 169; raciocínio moral e, 168; razão e, 143; regulação emocional, 118, 222n; *ver também* intuição/intuições; sentimentos
empatia, 15, 157-8, 162-3, 177, 231n, 233n; espelhamento automático e, 11-2, 157
"engramas" (mudanças bioquímicas no cérebro), 39, 210n
epinefrina, 87
Erro de Descartes, O (Damásio), 135, 226n
esgotamento do ego, 121, 223-4n
espelhamento, impulso de ("sistema de imitação"), 11-2, 157
esperança, linguagem e, 197
Esperando Godot (Beckett), 195-7
esquivo (estilo de apego), 63
esquizofrenia, 14-5
estresse, 18, 56, 62, 100, 118-9, 181, 199-200, 212-3n; comportamentos de apego naturais em resposta ao, 62-3; e sistema de apego, 56; transtorno de estresse pós-traumático (TEPT), 18, 181
Ethical Brain, The [O cérebro ético] (Gazzaniga), 173, 235-6n
eu, 13-4, 16, 90, 92, 96, 129, 210n; aspectos do, 14; "eu essencial", 91; "eu profundo", 91, 109; "eu que vive a experiência" e "eu que recorda", 96; eu se divide em diferentes eus no Alzheimer, 90; "eu verdadeiro", 91-2, 175, 217n; "mente-corpo", problema, 193; "perda do eu", 12, 14-5; "preservação do eu", 21; *ver também* identidade

expectativas preconcebidas, "cegueira diante da demência" e, 9, 13, 15-6, 67-8, 70, 73

F

"facilidade cognitiva", 190
"falácias narrativas", 73
Falco, Lani (cuidadora) *ver* Lani
Falco, Tina (paciente) *ver* Tina
ficção como experiência que destila a experiência de cuidadores, 153
"fixação parental", 114, 213*n*
força de vontade, 13, 122, 223*n*
Frank (paciente), 113-9
Frankel, Henry (cuidador) *ver* Henry
Frankel, Ida (paciente) *ver* Ida
Freud, Sigmund, 59, 212*n*
"Funes, o memorioso" (Borges), 33-4, 41-2, 47-8, 144, 210-1*n*

G

Garrod, Simon, 189, 190, 236-7*n*
Gazzaniga, Michael, 85, 104, 108-9, 173, 176, 206, 217-9*n*, 235-6*n*
gramática, demência e, 190, 193, 196
Greene, Joshua D., 168, 170, 221*n*, 233-4*n*

H

Haggard, Patrick, 193, 219*n*, 237*n*
Haidt, Jonathan, 169, 233-4*n*
Harwell, Mary (paciente) *ver* Mary
Harwell, Peter (cuidador) *ver* Peter
Heider-Simmel, experimento do triângulo de, 158-9

Hendley, James (cuidador) *ver* James
Henry (cuidador), 124-8, 131-4
heurística afetiva, 146
Hines, Jasmine (cuidadora) *ver* Jasmine
Holocausto, 17, 35
Horn, Elizabeth (cuidadora) *ver* Elizabeth
Horn, Mitch (paciente) *ver* Mitch
Humphrey, Nicholas, 133, 226*n*

I

Ida (paciente), 124-8, 132-3
identidade, 18-20, 27, 49, 90-1, 111-2, 116, 125, 129-30; bondade fundamental e "eu verdadeiro", 92, 175; construção no cérebro, 20; demência e, 18-9; "eu essencial", 91; "eu profundo", 91, 109; "eu que vive a experiência" e "eu que recorda", 96; "eu verdadeiro", 91-2, 175, 217*n*; *ver também* eu
ilusões cognitivas, 80, 217*n*
ilusões visuais (ilusões de ótica), 67, 71-2, 217*n*; ilusão de Müller-Lyer, 67-8; ilusão do rosto oco, 71
imprevisibilidade, 79-80, 196
inconsciente, 58-9, 117, 213*n*; "adaptativo", 59, 71; aspectos cruciais da personalidade que derivam de processos inconscientes, 60; como parte da arquitetura do cérebro, 59; consciência se atualizando sobre o, 105; "intérprete" (processo inconsciente responsável por ignorar

inconsistências e confusões e por fornecer explicações), 85-6; necessidade social de reprimir ou sublimar o, 59; padrões de comportamento arraigados e, 58, 65; "pensamento rápido" do, 68; pressuposições inconscientes, 28; processos inconscientes, 59-60, 65, 106-7, 215*n*; "subsistemas zumbis" (processos inconscientes), 60; trabalhando mais rápido do que a consciência, 68

"insight", uso do termo, 19

intenção/intenções, 159, 193, 232*n*; imposição de intencionalidade em fenômenos sem sentido, 193, 237*n*; intuição a respeito da existência de, 159, 193, 232*n*; "postura intencional", 159, 232*n*; uso da primeira pessoa do singular e, 193; vistas pelos cuidadores nas ações dos pacientes, 124, 139, 153, 158-60, 162, 171

"intérprete" (processo inconsciente responsável por ignorar inconsistências e confusões e por fornecer explicações), 85-6

intuição/intuições, 15, 27, 40, 68, 72, 91, 104, 110-2, 121, 123, 159, 168, 171-5, 189, 193-4, 202, 205, 223*n*, 237*n*; como parte da arquitetura cognitiva do cérebro, 111; consciência e livre-arbítrio, 104; "eu profundo" e, 91; "postura intencional" e, 159, 193, 232*n*; Sistema 1 (modo automático de pensar) e, 68; sistema perceptivo e, 72; sobre a existência da intenção, 153, 160, 162-3, 171, 193; sobre a realidade, 72; sobre a responsabilidade moral, 172; sobre aspectos da mente/do cérebro, 110; sobre o "eu verdadeiro", 91; sobre o livre-arbítrio, 104

"intuicionista social", modelo (de emoções), 169

irracionalidade, 26, 36, 121, 144, 147, 152, 201

J

James (cuidador), 164-8, 170-5, 184, 188, 205

Jasmine (cuidadora), 68-70, 74-8, 80-1; *ver também* Pat (paciente); Stewart (paciente)

juízes famintos, estudo dos, 106, 219*n*

Julia (cuidadora), 137-42, 144-5, 147-52; *ver também* Min (paciente chinesa)

justiça, 120, 169, 223*n*; registrada no cérebro, 120; sensibilidade a violações de, 223*n*, 234*n*

K

Kahneman, Daniel, 68, 80, 95-6, 105, 171, 202, 211*n*, 215*n*, 217-8*n*, 223*n*, 237*n*; "eu que vive a experiência" e "eu que recorda", 96; ilusões cognitivas convincentes, 80, 217*n*; sistemas 1 e 2 de pensar (dois modos de pensar), 68

Kant, Immanuel, 168, 233*n*

Kessler, sr. (paciente), 17, 19, 21-2, 34-8, 40-6, 48, 61, 151; *ver também* Sam (cuidador)
Knobe, Joshua, 172-3, 206, 218*n*, 235*n*
Koch, Christof, 212*n*, 216*n*, 219*n*

L

Lani (cuidadora), 98-104, 107-12; *ver também* Tina (paciente)
Lara (cuidadora), 52-5, 57-8, 60-6, 89, 161; *ver também* Mila (paciente)
"leitura da mente", 158-9, 161
leptina, 122, 224*n*
Libet, Benjamin, 105, 218-9*n*
Lieberman, Matthew D., 120, 129, 131, 220*n*, 223-7*n*, 231-2*n*, 234*n*; cérebro e o apego mãe-filho(a), 226*n*; construção do eu/identidade no cérebro, 20; e a área do cérebro ativada quando se experimenta a rejeição, 131; justiça registrada no cérebro, 120; problema mente-corpo, 20
Lila (cuidadora), 175-8; *ver também* Phillip (cuidador e paciente)
límbico, sistema, 143
"limitada", racionalidade, 214*n*
linguagem, 12, 59, 193-4, 196-7, 220*n*, 237*n*; criadora do absurdo e protetora dos indivíduos contra o absurdo, 196; esperança e, 197; gramática e demência, 190, 193, 196; imposição de intenções em fenômenos sem sentido e, 193, 237*n*; impressão de clareza e, 237*n*; intenção e uso da primeira pessoa do singular, 193; intuição mente-corpo e, 193; ritmos e inflexões familiares das conversas, 197; sintaxe e livre-arbítrio, 193, 196; "solucionadora de dúvidas e ambiguidade", 237*n*
livre-arbítrio, 27, 104-5, 111, 122, 161-2, 172-3, 218-9*n*, 233*n*; consciência e intuição, 104; em termos de graus (faixas ideais de tomada de decisão), 122; influências externas e, 129; intuições sobre, 104; linguagem e, 193, 196; redes neurais como fonte de transgressões morais e, 201; suposição de que os atos de cada um resultam do, 104
Luria, Alexander, 18, 209*n*
"luto antecipatório", 10

M

"maldição do conhecimento", tendência à, 221*n*
"marcadores somáticos", 143
Mary (paciente), 179-82, 184, 186-8, 191-5, 197-8
medicamentos, 10
Melville, Herman, 10, 153, 156, 160, 162, 228*n*, 232-3*n*
memória(s), 11-3, 19, 22-3, 26-7, 33-4, 38-43, 45-9, 52-3, 57, 73, 79, 90, 92-3, 107, 113-4, 125, 130, 135, 139, 144, 168, 185, 194, 210-1*n*, 222*n*; autoimagem e, 23; como uma colaboração entre o passado e o presente, 40; "continuidade narrativa" com perda de, 42; esquecimento como "traição", 49; estratégias compensatórias para contrabalançar a perda de

memória, 39; incompreensível desaparecimento da, 48; intuição de "correspondência um para um", 40; memória explícita, 46, 211n; memória implícita, 46, 211n; natureza da memória, 42; necessidade de acreditar que as memórias são compartilhadas, 48-9; organização e reorganização do passado para lhe dar coerência, 48; perda de, 20, 24, 34, 38-9, 41-2, 45, 48-50, 87, 165; sinais que ativam, 39-40; tipos de, 46; "viés egocêntrico" da, 41, 210n; *ver também* Alzheimer, doença de; demência

mente: "detentores de mente", 236n; leitura da mente", 158-9, 161; "mente-corpo", problema, 20, 27, 110-1, 193, 220n; *ver também* pensamento

Miesen, Bère M. L., 213n

Mila (paciente), 52-7, 60-6, 161; *ver também* Lara (cuidadora)

Min (paciente chinesa), 136-42, 144-52, 232n; *ver também* Julia (cuidadora)

Misha (marido de Lara), 52-3, 55, 60, 161

Mitch (paciente), 82-92, 94-7

moralidade, 169-70; contrato moral implícito entre pacientes e cuidadores, 175; "duplo processo" da, 170; redes neurais como fonte de transgressões morais, 201; status moral dos pacientes, 174, 176-7, 236n

Müller-Lyer, ilusão de, 67-8

N

negação, 11, 13, 15, 17, 26, 28, 42, 69, 175, 177

neocórtex, 143

neurociência, 132, 168, 173, 213n, 232n; "neurociência afetiva", 132, 168

neurologia, 18-9

neurônios, 108, 157-8, 190, 209n; neurônios-espelho, 157-8

Nichols, Shaun, 172-3, 218n, 235n

Nietzsche, Friedrich, 193, 196, 237n

O

O'Brien, Cathy (cuidadora) *ver* Cathy

O'Brien, Frank (paciente) *ver* Frank

obesidade, 120, 122, 224n

ódio, 174

P

pacientes: aceitação da realidade do paciente pelo cuidador, 116; aceitação do cuidador de que o paciente não é mais responsável moralmente, 174; comportamento dos, 45, 111, 153; comportamento repetitivo do paciente, 213n; comportamentos mutuamente irritantes entre cuidadores e, 36; "continuidade narrativa" com perda de memória, 42; contrato moral implícito entre cuidadores e, 175; cuidador focando mais nos sentimentos dos pacientes do que nos fatos, 147; cuidadores projetando as próprias emoções nos, 73; cuidadores vendo intenção das atitudes dos, 153, 160, 162-3, 171, 193; desumanização do paciente por parte do cuidador, 162, 174, 235-6n; emoções dos, 121, 147; escolha do cuidador de enxergar a pessoalidade versus a doença, 161; eu se divide em diferentes eus no Alzheimer, 90; "eu verdadeiro" e o cuidador, 92-3; fixação em rituais, 113, 115; fixação parental dos, 114, 213n; mudanças para melhor na personalidade de, 93; necessidade de controle enquanto a doença progride, 81; percepção que a comunidade chinesa tem da demência, 138; "perda do eu", 12, 14; personalidade dos, 93; pessoalidade versus doença, 161; "preservação do eu", 21; repetição como comportamento natural do sistema de apego, 62; repetição do comportamento dos pacientes pelos cuidadores, 62; status moral dos, 174, 176-7, 236n; subestimados pelos cuidadores, 142; temperamento acentuado pelo Alzheimer, 139

Panksepp, Jaak, 132, 226n
Parfit, Derek, 91
Parkinson, doença de, 52
Pascual-Leone, Alvaro, 62
Pat (paciente), 68-70, 74-7, 80-1; *ver também* Jasmine (cuidadora)

pensamento: "pensamento rápido" do inconsciente, 68; Sistema 1 (modo automático de pensar), 68, 105, 171; *ver também* mente
percepção, 59, 72-3, 95, 105, 107, 114, 143, 194, 213n, 224n; "processamento de cima para baixo", 72
"percepção ascendente", 72
"perda do eu", 12, 14-5
personalidade: aspectos cruciais da personalidade que derivam de processos inconscientes, 60; "conhecimento da personalidade", 40; mudanças para melhor na personalidade de pacientes, 93; temperamento acentuado pelo Alzheimer, 139
Peter (cuidador), 179-84, 186-9, 192-8
Phillip (cuidador e paciente), 175-8; *ver também* Lila (cuidadora)
Piaget, Jean, 234n
Pickering, Martin J., 189-90, 236-7n
"pôr do sol", síndrome do (em cuidadores), 121
"postura intencional", 159, 232n
"preservação do eu", 21
previsibilidade (importância para o cérebro), 159-60
"processamento de cima para baixo", percepção e, 72
propaganda, 174
proximidade e comportamento, 160-1
psicanálise, 59
"psicologia popular", 237n

R

raciocínio: moral, 167-70, 177; social, 130, 133, 158, 162, 170, 224n, 232n
racionalidade: irracionalidade, 26, 36, 121, 144, 147, 152, 201; "racionalidade limitada", 214n
raiva, 118, 131, 145, 163, 170, 202; dos pacientes, 103-4, 137, 147, 160, 183; dos cuidadores, 114, 117, 119, 123, 126, 145, 165-7, 171, 178, 183
Rápido e devagar: Duas formas de pensar (Kahneman), 68, 211n
"razão pura", 143
realidade: aceitação da realidade dos pacientes pelos cuidadores, 116; intuições humanas sobre a, 72; modelo interno de realidade do cérebro, 72, 73; perda da realidade mútua, 120
realismo naïf, 215n
redes neurais, 201
regulação emocional, 118, 222n
regulação esforçada, 222n
religião, Alzheimer e, 114
repetição, 62, 66, 188; analogia do trenó para a, 62; como comportamento natural do sistema de apego natural, 62; do comportamento dos pacientes pelos cuidadores, 62
repulsa, 174, 235n
"reserva cerebral", modelo de, 209n
"reserva cognitiva", 20, 209n
responsabilidade moral, 171-4, 202; comportamento e, 171-2; "detentores de mente" e, 236n; determinismo e, 171; intuições sobre a, 172
ressonância magnética funcional, 168

"revolução cognitiva", 59
rituais, fixação em, 113, 115
Rivkin, Mila (paciente) *ver* Mila
Roskies, Adina, 173, 235n
rosto oco, ilusão do, 71

S

Sacks, Oliver, 18-24, 28-9, 42, 209-11n
Sam (cuidador), 17, 34-8, 40, 42-8, 50, 78, 201-2, 205; *ver também* Kessler, sr. (paciente)
Sartre, Jean-Paul, 10, 128-30, 133, 224n
saúde, 25, 38, 110, 120, 138, 146, 200, 213n; efeito da solidão na saúde dos cuidadores, 120-1
Schachter, Stanley, 87, 217n
Schacter, Daniel L., 38-40, 206, 210-1n, 216n
sentimentos, 29, 39, 48, 55, 59, 77, 88, 116, 121, 132, 143-4, 146-8, 150, 165, 178, 200, 211n, 221n, 227n; cuidador focando mais nos sentimentos dos pacientes do que nos fatos, 147; sistema límbico e, 143; *ver também* emoções
Shermer, Michael, 79, 217n
síndrome de Capgras, 86-7, 94, 217n
síndrome de Tourette, 209n
"síndrome do pôr do sol" (em cuidadores), 121
Singer, Jerry, 87, 217n, 229n
sintaxe, livre-arbítrio e, 193, 196
sistema límbico, 143
sistemas 1 e 2 de pensar *ver* pensamento
sistemas nervosos automáticos, 157

Skinner, B. F., 78-9, 216n, 236n
Slovic, Paul, 146, 227n
sociabilidade, 60
solidão, efeitos na saúde, 120-1
solitária, autorregulação, 118
Stewart (paciente), 68-70, 74, 214n; *ver também* Jasmine (cuidadora)
Strangers to Ourselves [Estranhos a nós mesmos] (Wilson), 59, 212n
"subsistemas zumbis" (processos inconscientes), 60

T

Taleb, Nassim Nicholas, 73, 216n
Tchékhov, Anton, 10, 82, 96-7, 217-8n
temperamento, 60, 139; acentuado pelo Alzheimer, 139
tendência cognitivo-emocional, 12
ternura, 44, 97, 126
Tina (paciente), 98-102, 104, 107-9, 111-2; *ver também* Lani (cuidadora)
Tio Vânia (Tchékhov), 96, 218n
Tourette, síndrome de, 209n
transparência, ilusão de, 221n
transtorno de estresse pós-traumático (TEPT), 18, 181
trenó, analogia do (para a repetição), 62
triângulo de Heider-Simmel, experimento do, 158-9

V

"vítimas invisíveis", cuidadores como, 25
volição, 104, 109

W

Wegner, Daniel M., 59, 105, 212n, 219n
Who's in Charge? Free Will and the Science of the Brain [Quem está no comando? Livre-arbítrio e a ciência do cérebro] (Gazzaniga), 104, 109, 217-8n
Williams, Kip, 131
Wilson, Timothy, 59, 212-4n

Travelers to Unimaginable Lands © Dasha Kiper, 2023
Todos os direitos reservados.

Todos os direitos desta edição reservados à Todavia.

Grafia atualizada segundo o Acordo Ortográfico da Língua Portuguesa de 1990, que entrou em vigor no Brasil em 2009.

capa e ilustração de capa
Laurindo Feliciano
preparação
Gabriela Marques Rocha
índice remissivo
Luciano Marchiori
revisão
Érika Nogueira Vieira
Karina Okamoto

Dados Internacionais de Catalogação na Publicação (CIP)

Kiper, Dasha
 Viagens a terras inimagináveis : Histórias sobre demência, cuidadores e os mecanismos da mente / Dasha Kiper ; tradução Maria Cecilia Brandi. — 1. ed. — São Paulo : Todavia, 2025.

 Título original: Travelers to Unimaginable Lands: Stories of Dementia, the Caregiver, and the Human Brain
 ISBN 978-65-5692-773-2

 1. Alzheimer. 2. Demência. 3. Deficiência cognitiva. 4. Velhice. 5. Relatos. I. Brandi, Maria Cecilia. II. Título.

CDD 362.2

Índice para catálogo sistemático:
1. Deficiência mental : Cognitiva 362.2

Bruna Heller — Bibliotecária — CRB 10/2348

todavia
Rua Luís Anhaia, 44
05433.020 São Paulo SP
T. 55 11. 3094 0500
www.todavialivros.com.br

fonte
Register*
papel
Pólen natural 80 g/m²
impressão
Geográfica

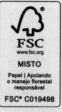